越境スピリット

Unconventional Spirit

木谷歯科医院理事長
木谷憲輔
Kensuke Kitani

SUN RISE

私は1980(昭和55)年、瀬戸内海に面する香川県・丸亀市で、3人兄弟の末っ子として生まれました。祖父・木谷浩三は1954(昭和29)年、丸亀市に隣接する多度津《たどつ》町に木谷歯科医院を開き、父・木谷琢郎が1983年に2代目を継ぎました。

当時は歯科医院と自宅が離れていたので、時折、母に連れられて医院に遊びに行きましたが、私の記憶に残っているのは、歯科衛生士さんにコマ回しをほめられてうれしかったことくらいです。

歯科医師としての父をご存じの患者さまからは「あの頃のおやじさんは怖かった」という話をよく聞くのですが、父はオンとオフの切り替えがはっきりとした性格なので、仕事の顔を家庭に持ち込むことはありませんでした。長兄と違って私には「この仕事を継がなければ」というプレッシャーもなく、小学校6年生まで、「父親の仕事は歯医者さんだ」ということすら気づいていなかったほどです。大人になったら、F1ドライバーやスポーツ選手、ときにはジャニーズのメンバーになるのもいいかもしれない……などと考えていました。

父は教育熱心だったのですが、私は高校受験で失敗し、人生で初めての挫折を味わいました。今振り返ると、ここが人生における最初のターニングポイントだったのかもしれません。

失意の中で高校に通い始めた私は、やがて進路を考える段階になっても、自分の将来の具体的な姿を描けなかったのです。そこで父に相談すると、「まずは歯科大に入れ。歯科大ならば大学生活は6年間あるから、一般の大学生よりも2年長い。そこで学生でいるうちに、おまえの好きなことを見つければいいじゃないか」とアドバイスがありました。

「今度こそ受験に失敗するものか！」と奮起した私は、勉強づけの日々をおくり、福岡歯科大学に無事に入学しました。入学後は「自分探しの期間を6年間手に入れた」という解放感からさまざまなことにチャレンジし、中でも音楽のバンド活動に熱中します。九州最大のライブハウスのイベントでトリを務めたり、地元のラジオ番組で曲が流れたり、充実した日々を過ごしていました。

しかし、バンドのメジャーデビューは叶わず、同時に大学では病院実習が始まりました。これが、私の2つめのターニングポイントとなります。

歯科医師の卵として初めて診療の実務に触れると、毎日のように驚きと発見が訪れたのです。それは、自分の中でモヤがかかっていた「歯科医師の仕事」というものが、やっとクリアに見えた瞬間でもありました。「虫歯を削る作業は、実際はこうやっていたのか」「ひとつひとつの器具の役割は、こうだったのか」「歯科衛生士、歯科技工士など、歯科医師以外のスタッフはこんな仕事をしていたのか」など、子供の頃から実家の歯科医院で見聞きしてきたものの意味が、ようやく理解できはじめたのです。

そしてまた、祖父と父が故郷・香川県で実直に続けてきた「歯科医師」という仕事がどういうものであったのか、さまざまな点が線でつながり、自分ごととして私の胸にストンと入ってきました。

このときに私は、「よし、自分も歯科医師になろう!」と、心の底から決意することができたのです。

その後は気合いを入れ直して勉強し、当時合格率65%ほどの歯科医師国家試験に合格。卒業後は京都の舞鶴市にある歯科医院に勤務しました。その医院は、技術はもちろん、患者さまの笑顔とコミュニケーションを大切にするところで、地域で一番の人気を誇っていました。新米歯科医師の私は「何よりも技術。自分の腕があってナンボや」と思いこんでいたため、入職当初は出鼻をくじかれたような気持ちだったのを覚えています。

しかし、実際に患者さまに接して、どんなお悩みがあるかなどのお話を伺ったり、診療の過程を見ていくうちに、院長が掲げる「患者さまの目線にたち、患者さまに寄り添う」という精神が、なぜ大切なのか、徐々にわかりはじめました。患者さまお一人おひとりのお悩み、症状が違うように、それぞれの方の「歯」と「歯医者」に対する考え方も違うのです。

歯科医師はただ技術を持っていればいい、お口の中を拝見すればいい、虫歯を治療すればいい……ではなく、患者さまに一人の人間として接し、それぞれの方の将来の笑顔をつくるお手伝いをするのが務めなのだ、と気づきました。

また、院長は医院経営、組織を率いるリーダーとしてのセンスもずば抜けていて、自ら率先して医院改革を行い、患者さまの数を5年間で3倍に増やした方でした。

その経営哲学は現在の私に大きく影響しており、ここに就職しなければ、私は治療技術だけを鼻にかけた傲慢歯科医師になっていたと思います。


歯科医師として働き始めてから3年後、28歳のときに私は実家へ戻り、父が経営する木谷歯科医院へ入職しました。歯科医師になろうと決意した大学生の頃から、将来は木谷歯科医院を継ごうと考えていたのです。父はまだ現役で働いていましたが、私が理事長、先に修業を終えて実家に戻っていた兄は院長に就任し、3代目として、兄と共に医院経営を学ぶことになりました。

私は、3年の勤務経験を経て「もう一人前だ。経営についても把握している」と思っていたのですが、一人の歯科医師として父と兄の仕事を目の当たりにしたとき、その自信はあっという間に打ち砕かれました。父と兄の治療技術は非常にレベルが高く、「すごい！」

と圧倒されたからです。

たとえば、入れ歯ひとつ、仮歯ひとつ作るにしても、父と兄が関わると、すべての工程にきちんと科学的な根拠が存在し、「いつもの流れでなんとなく作業する……」ということは一切ありませんでした。

また、虫歯などの治療は、「どこまで治すか」ということについてさえ、歯科医師によってさまざまな考え方があります。中には、患者さまにできるだけ痛みを感じさせないために、虫歯が神経まで到達していても温存し、早く治療を終わらせる方法もあります。この方法だと、患者さまによっては数年後に虫歯が同じ部位に再発してしまうケースもあるのですが、父と兄には責任感から生まれた確固たる信念がありました。

それは、「木谷歯科医院で診る以上、患者さまの虫歯が進行している場合は、原因をきちんと取り切って、しっかり塞ぐ」というものです。これは治療工程が増えるため、患者さまの来院回数が増えたり、神経を抜く際に痛みが出てご負担をかけることもあるのですが、父と兄がきちんと治療すると、同じ部位の虫歯再発率はぐっと下がりました。

このように、父と兄の診療にはすべて、歯科医師として納得させられる理由があり、「私はまだまだだ。もっと勉強して２人に追いつかねばならない」と、慢心を改めるきっかけになりました。

それから2年経ち私が30歳になると、父は現役を引退し、医院経営は完全に私と兄に託されました。私たちの代で木谷歯科医院をつぶしてはならないという責任感とプレッシャーを背負いましたが、「頑張ろう！」という思いも、より一層強くなりました。

また、プライベートでは結婚し、可愛い３人の子供にも恵まれました。生まれ育った香川県という地域で、自分の力を発揮し、貢献できる仕事を選んだこと、そしてまた、家族と営む日々の暮らしに、このうえない充足感を覚えるようになりました。

以来、今日まで無我夢中でやってきました。さまざまなトラブルにも見舞われましたが、その都度乗り越えて、木谷歯科医院は２０２４年、開業70周年を迎えます。

さて、昭和から平成、令和という3つの時代を経て、医療における歯科の役割や存在意義、そして「香川県多度津町の地域総合歯科・木谷歯科医院」に求められるものは大きく変わりました。

私が生まれた1980年当時、日本人の平均寿命は男性が73・35歳、女性が78・76歳で、80代を迎えることができれば「長寿」といわれていました。ところが、約40年経ち令和に入ると、2019年の平均寿命は男性が81・41歳、女性が87・45歳。寿命は10歳近く延びており、2040年の推計では、女性の平均寿命は89歳とされています。これがさらに10歳延び、100歳に到達するのも、時間の問題です。

令和2年度の厚生労働白書では、2040年に65歳になる人のうち女性の20%が100歳まで、男性の42%が90歳まで生きると推計し、「人生100年時代が射程に入ってきている」とまとめているのです。

「人生100年時代」という言葉は、もともと『LIFE SHIFT（ライフ・シフト）100年時代の人生戦略』（東洋経済新報社）という書籍で提唱されたもので、この本の日本語版では、〝長寿化に備えるためには、人生の締めくくりの時期への準備をするだけでなく、人生全体を設計し直さなくてはならない〟と書かれています。なぜなら、１００年という長い時間の中で、私たちの人生のステージはさまざまに変わり、世間の常識とされるものも大きく移行するからです。

たとえば、仕事の引退年齢です。現在までは60代で引退、残りは余生で、80代後半、90代まで生きれば十分長寿とされてきましたが、人生１００年時代では引退年齢が70〜80歳とされ、多くの人がかつてよりも20年長く働くことになるだろう、と予想されています。

また、家族の形もさまざまに変化しています。かつて多く見られた「働く夫・家庭を支える妻・子供」や「高齢の親と同居する子供夫婦と孫」という形態はぐっと減少。現在、単独世帯が男女の全年齢層で増加しています。結婚・出産というライフイベントを経験したとしても、今後寿命がもっと延びれば、「子育てに費やされない人生の期間」が長くなる分、家族の形はますます多様化します。

特に女性は、以前は結婚・出産後は家庭に入る人が少なくありませんでしたが、今後はますます「妻になっても母になっても、長く働ける職場や仕事」を求める人が増え、社会としてその受け皿をつくることが急務です。

医療の常識も、100歳まで生きるとしたら、始めと終わりで大きく変わるもののひとつです。ここで、現在100歳の方が生まれた時代の歯科医療を振り返ってみましょう。

今から100年前の大正時代は、歯科医師免許の授与がようやく始まり、麻酔下による抜歯が広まりつつある……という頃でした。1923年9月の関東大震災によって、歯科材料や機器は国産化が進みましたが、それまで使っていた輸入材料よりも品質は劣っていたそうです。

それに比べると、2023年現在の日本の歯科医療はどうでしょうか。材料は金属からセラミックに、患者さまの受診体勢は椅子の座位からリクライニングで仰向けの状態が当たり前になりました。また、治療法の進化は著しいものがあり、〝歯科版三種の神器〟と呼ばれる歯科用CT、歯科用マイクロスコープ、歯科用CAD－CAMを備えていないと

「時代遅れの古いクリニック」と言われます。さらに、社会全体に予防歯科の概念が定着し、虫歯は都市圏では減少傾向にあります。

ところが、患者さまの中には、令和の現在でも「歯が虫歯になるのは仕方がない」「年をとれば、歯が抜けていくのは当然」と思っている方がいます。

私は声を大にして「それは違います！　古い考え方です」と言いたいのです。人生100年時代には、患者さまも私たち歯科スタッフも、「歯」についてのこれまでの常識を見直し、向き合い方を変えねばならないと考えています。

〝健康は、失って初めてありがたみがわかる〟といいます。歯も同様に、物心つく頃には口内にあるので、多くの人が「歯はあるのが当たり前」と考えているようです。しかし、歯科医師の立場から見ると、インプラントや入れ歯といったつくりものではない、自分の歯というのは、非常に貴重な人生の財産であり、幸せをつくる鍵なのです。

1本の歯には100万円の、口内全体では3000万円の価値があると言われます。歯こそ健やかに生きるうえで大切なものだという認識を持ち、人生100年の間、できるだけ長く保てるように守っていかねばなりません。

なぜなら、自分の歯が健康ならば、食事が楽しく食べられるからです。また、自信を持って笑うことができます。

「なんだ、そんなことか」と思う人がいるかもしれませんが、これは大きな問題なのです。木谷歯科医院ホームページのトップには、私と院長の思いとして、以下のメッセージを掲げています。

「好きなものをおいしく食べることや、楽しい時に思い切り笑えることは、当たり前のようで、実はとても幸せなことだと思います。皆さんのそんな当たり前の幸せを実現するため、皆さんのことをたくさん教えていただき、一人ひとりに合わせた治療計画を納得いくまでお話ししましょう」

この「当たり前の幸せ」を享受するために必要なことは、たったひとつ。それは、歯との向き合い方を、旧来の考え方から新しい考え方にシフトさせることです。つまり、「自分の歯をできるだけ長く残し、人生最後の日まで自分の歯で食事をして、健康に暮らすには、何をしたらよいか。それを歯医者と共に考え、二人三脚で取り組んでいこう」という思考を持てばよいのです。

これが、人生100年時代を充実して過ごす秘訣のひとつです。

日本では1989年に「80歳で20本の歯を保つ」ことを目標にした8020運動が始まりました。20とは、自分の歯で食べるために必要な歯の数です。2016年の調査では当初の到達目標である50%を達成しましたが、逆にいうと、いまだに2人に1人は咀嚼が困難な状況であることを示唆します。

また、さまざまな調査から、日本人の歯周病罹患率は増加傾向にあることがわかっており、口内の衛生環境と全身的な病気の関連性も指摘されています。

単に自分の歯を持つだけでなく、綺麗で健康な状態を長く保つことが「当たり前の幸せ」

につながります。

私は歯科医師として、このことを一人でも多くの方々にお伝えし、ボロボロの歯や歯周病の人を減らすことが、使命だと考えています。

社会や人々の生き方が変化していく中、その時代の要請に応じて私自身も歯科医師として、そして歯科医院の経営に携わる理事長として、継承すべきことは継承し、変化させるべきことは恐れず変化させてきました。本書では、これまでの私の経験を通して、人生100年時代の《デンタル・ニューノーマル》というべき、「歯」と向き合うためのさまざまな新機軸、そして歯科医院として重視すべきデンタル戦略・哲学をお伝えしていきたいと思います。

第2章　地方で「予防的歯科治療」を叶えるために

第3章　「チーム医療」への院内改革

第4章　女性が輝く職場を目指して

第5章 〝日本のグッドスマイルパートナー〟の実現へ

第1章

すべての人に「当たり前の幸せ」を届けたい

人事に苦労した日々

木谷歯科医院は、来年開業70年を迎えます。「人生100年時代」を迎えようとしている今、当院も赤ちゃんから100歳の方まで、オールステージの人々に来院いただける歯科医院でありたいと考えています。さらに開業100年に向け、すべての人の「当たり前の幸せ」を叶えるべく、邁進します。

とはいえ、祖父、父、そして私と兄の3世代で続けてきた医院経営は、どの時代も順調だったわけではありません。70年という時間は、昭和から平成、そして令和という3つの時代を跨ぐことになりました。祖父が木谷歯科医院を開いたのは戦後10年も経たない頃で、当時と現在では歯科治療の方法、世の中の歯に対する意識や、患者さまの歯への向き合い方、すべての面において大きく変わっているのは、ご存じのとおりです。

また、現在はコンビニエンスストアよりも歯科医院の数が多く、飽和状態といわれています。そして、どこの歯科医院に行くか迷ったときには、医院のホームページを見る前に口コミサイトの評価やＳＮＳで判断する方も増えています。

私と兄が3代目を継いでから約15年ですが、現在も地域の皆さまに親しまれ、いち開業歯科医院として生き残っているのは、時代と患者さまが求めるものに合わせて、さまざまなことに対応してきたからだと思っています。

私は２００８年、28歳のときに木谷歯科医院に戻りましたが、その後の５、６年間はトラブルの連続でした。中でも苦労したのは、人事問題です。

今でこそスタッフ数は34人となり、25年勤続者もいますが、かつては私と兄以外のスタッフが３人（うち１人は受付）、新規採用者の離職率が１００％という時代もあったのです。

振り返ってみると、その理由がわかります。まず、当時の木谷歯科医院は体制が未成熟でした。

タイムカードもなかったので、スタッフ全員が「勤務時間＝その日の仕事が終わるまで」

という状況で働いていました。一応は有給休暇制度もありましたが、皆が忙しく、ギリギリの人数でシフトを組んでいるので、実際に有休を取りたいとは言い出しにくく……当然ながら医院全体の雰囲気はギスギスしていました。

では、理事長として医院を統括していた私は、このような状況をどう感じていたかというと、さほど問題視していなかったのです。なぜなら、当時の歯科業界には全体的に「我々は患者さまの健康に関わる医療機関だ。緊急で来る患者さまもいるし、一般企業と同様の労働環境や制度を整えるのは難しい」という雰囲気が蔓延していたためです。

私自身、タイムカードがない歯科医院をいくつも知っていたので、「うちだけが特別に労働環境が悪いわけではない」と思っていました。

また当時は、すべての仕事を私一人が抱え込んでいると言っても過言ではない状況でした。時折、スタッフに指示を出しても、うまくやってくれない。意図が伝わっていない。それにすぐに辞めてしまう。辞めるとわかっている人に期待したり、育ててもムダだ……

このような思考回路になっていた私は誰も信じられず、スタッフはますます離れていったのです。

私が憶えているだけでも、60人は辞めていきました。

スタッフが同じ方向に進むための「言葉」

そのうち、私は「なぜこんなに自分だけが辛いのだろう。苦労してやっと歯科医師になったのに、なぜ人の問題で悩まなければいけないのだろう……」と思うようになりました。治療方法や患者さまのことよりも、医院運営、人材問題で悩むことになるとは、歯科医師になった頃には予想もしていなかったのです。

しかし、開業医のほとんどは、歯科医師の国家資格は持つものの、組織運営や経営マネジメントについては全くの素人です。歯科医師のすべてが開業するわけではないので、歯科大学には人材マネジメントや経営学などの授業はありません。このため開業医は、人を率いることや場をつくること、リーダーとしての在り方などの知識を何ひとつ身につけないまま、手探りで医院運営を始め、立ち往生することになるのです。

「このままでは、来年どうなるかもわからない。自分の代で木谷歯科医院をつぶしてしまうことになる……」と焦った私は、独学で経営について勉強し始めました。さまざまな書籍やセミナーで学ぶうちに、私は2つのことに気づきました。それは「人を束ねるには、同じ方向に進むための理念やビジョンが必要」ということ、そして「患者さまの健康と幸せを叶えたいなら、まずスタッフの労働環境を改善する」ことです。

この気づきを得たのは、2008年に木谷歯科医院に戻ってから6年が経過した、2014年のことでした。

私はまず理念やビジョンの構築に取り組むことにしました。数ある仕事の中から、なぜ歯科の仕事を選んだのか。また、何のために働くのか。人の数だけさまざまな考え方がありますが、私は木谷歯科医院で働くスタッフには、患者さまの「当たり前の幸せ」を支えて励ますのだ、という強い意志を持って仕事に臨んでほしいと考えています。

では、その実現のためには何が必要で、何をすべきか。医院全体として目指す地点はどこなのか。思考を巡らせたのち、２０１４年に《医院理念》、そして《パーパス》《ミッション》《ビジョン》を掲げ、２０２１年に現在のものへアップデートしました。

木谷歯科医院は「グッドスマイルパートナー」

まず、《医院理念》からご紹介しましょう。それは「得意分野を活かしたチーム医療で世界水準の治療を提供する総合歯科医院」です。

木谷歯科医院はおかげさまで地域の皆さまに親しまれ、年々患者さまの数が増えています。これはとてもありがたく、うれしい悲鳴なのですが、常勤歯科医師である私と兄の２人が１日に応対できる患者さまの数には限界があります。そのため現在では、歯科医師以外のスタッフとして歯科衛生士、歯科技工士、歯科助手、受付などが勤務していることから、一人ひとりがそれぞれの職域で最大限の力を発揮しつつ、全員で協力し合い「チーム木谷」として患者さまをサポートしています。

特に、2020年から導入したトリートメントコーディネーター（患者さまと歯科医師をつなぐ架け橋となるTCは、患者さまのお悩みや要望を詳しく伺い、治療計画を患者さまと一緒に考えます。第3章で詳しく説明します）は、歯科医師の右腕といえるほどの大きな役割を果たしており、チーム医療を進めるうえで欠かせない存在となりました。

こうしてより強力となったチームが一丸となって、地方の歯科であることを言い訳にせず、世界的に見ても遜色ない深い知識と高い医療技術をもって治療に臨んでいます。

《パーパス》は、木谷歯科医院の存在意義であり、「グッドスマイルパートナー　あなたの笑顔を応援します」としています。

私と兄が考える、歯についての「当たり前の幸せ」のひとつに、〝自信を持って笑顔になれること〟があります。人は本来、笑うと自然に歯が見えるものですが、歯に抜けや欠けがある、あるいは色ツヤが悪い、歯並びが悪い……といった口内環境はコンプレックスを生み出しやすく、笑うことが苦痛となって、人前では笑えなくなってしまったという人さえいます。

この問題を抱える人は、意外と多いのです。そして私は、これまでの診療を通して「歯を治したら笑えるようになり、人生が変わった！」という人をたくさん見てきました。一例をお話ししましょう。

30代のある女性患者さまは、奥歯に虫歯が多く、歯がほとんどありませんでした。初診時のカウンセリングでは「笑うと歯がないので、笑わない性格になってしまい、家に引きこもりがち。人生に夢も希望もない」とおっしゃっていました。

しかし、木谷歯科医院のＴＣが寄り添うようにカウンセリングすることで、この患者さまは一大決心をします。骨造成を伴うインプラント5本、セラミックの被せもの20本を入れることにしたのです。治療が終わったときには、私が今まで見たことのない笑顔で「ありがとうございました」と感謝の言葉をくださいました。

このように、歯の治療が人生を左右することがあるのです。患者さまの笑顔、つまりグッドスマイルを支えるパートナーであり続けることが、木谷歯科医院の目指すところです。

さらにいうと、「あなたの笑顔」の〝あなた〟とは、患者さまだけではなく、医院スタッフと地域も含みます。木谷歯科医院が関わる患者さま、スタッフ、そして地域が屈託なく笑えるようにサポートしたいという願いが込められているのです。

ご縁のある方の健康を守りぬく

続いては《ミッション》です。これは《パーパス》を実現するための行動指針で、「私たちは縁ある人々の健康を追求し、価値ある未来を創造します」としています。

〝縁ある人々〟とは、木谷歯科医院の患者さまを指しています。多くの歯科の中から当院を選び、来院いただくのですから、私たちスタッフは患者さまのご期待に全力で応えなければなりません。

「健康を追求」とは、日々勉強して自分自身のスキルを上げていくことです。私は現在42歳で、歯科医師になってもうすぐ20年が経ちますが、毎日診療の現場にいるから勉強しなくてもよい、ということではないのです。

医療は日進月歩。私が60歳、70歳になっても、新しい治療法や、それに伴う新技術や機器が出てくるでしょう。現状の知識で満足せず、常に変わりゆく医療情報をキャッチして、患者さまに合わせて多様な治療法の選択肢を用意しておかねばなりません。

また、「価値ある未来」とは、積極的な自由診療の提供を指します。ご存じのとおり、日本の歯科医療の選択肢には、自由診療と保険診療があります。国が保証する保険診療は安価ではあるものの、その内容を見ると「この治療をする場合は、この範囲内の材料しか使ってはいけない」というように、さまざまな制限が課せられます。

しかし、患者さまの「当たり前の幸せ」を考え、１００歳まで自分の歯で食べられる将来をつくることを想定すると、私は「絶対に自由診療を選んだほうがよい」と言わざるを得ません。自由診療には制限がないため、私たち歯科医師も、その時点での最高レベルの治療を保証できるからです。

自由診療の治療費のことを気にする患者さまも多いのですが、費用負担はひとまずおいて、治療内容だけを比べてどちらを選ぶかと聞かれたら、ほとんどの患者さまは自由診療を選ぶはずです。

〝自由診療の内容には、実に価値がある〟という意味で、木谷歯科医院では「患者さまの将来を考えたら、自由診療という選択肢があります」とお伝えして、その価値をご理解いただいています。

では、《ミッション》を実践するために、木谷歯科医院はどうあるべきか。これを、以下7項目の《ビジョン》として掲げました。当院が作り出したい、10年後、20年後の未来を思い、生み出したものです。

木谷歯科医院の7つの《ビジョン》

①健康な人が訪れる歯科医院……多くの患者さまは、歯科医院を「歯にトラブルが起きたら行くところ」「本当は嫌だけど、我慢して行く場所」などと思いがちです。また、「歯医者はすぐ歯を削りたがる」と思う方もいます。しかし、やみくもに歯を削っているわけではありません。問題がある箇所はもちろん適切に処置をしますが、歯科医師も歯科衛生士も、患者さまが嫌々ではなく、喜んで来院いただけるのが一番うれしいのです。

ですから私は、歯科医院を「歯の健康について気軽にいろいろ相談できる、楽しい場所」というイメージに変えたいと考えています。ヘアスタイルを変えたい、あるいはスタイルを長持ちさせるためヘアサロンで美容師に相談するのと同じように、歯のメンテナンスについて歯科医師や歯科衛生士に相談する、ときには歯に関係のない雑談もできる……という感覚です。

このように患者さまが「楽しく話せてよかった。また行きたい」「歯をずっと健康に保ちたいから、また行こう」と思えるようになれば、通院や治療も苦ではなくなります。木谷歯科医院は、歯にトラブルがない健康な人が、より健康になるために心地よく過ごせる場所でありたいのです。

②地方から世界水準の治療の提供……木谷歯科医院は、香川県多度津町にある地方の小さな歯科医院です。しかし、それを理由に「東京なら受けられる治療法が香川では受けられない」「本州には当然ある機器が四国にはない」ということがまかり通ってはならないと感じています。

私は日頃からさまざまな学会やセミナーに出席して、歯科治療の知識や技術をアップデートしてきました。すると、私が患者だったら受けてみたいと思える最新の治療法が、次々と登場しているのです。ですから、木谷歯科医院は世界一とまではいわなくても、世界のトップと肩を並べられる高いレベルの治療をできる状態にシフトし続けることが、医療従事者としての責任だと考えています。

木谷歯科医院のスタッフは、常に最先端医療やケアの技術を取り入れ、患者さまに最高レベルの医療を提供することを約束します。

③メタルフリーの世界の実現……歯の治療で「詰めもの、被せもの」といえば、以前は金属素材を使うのが当然でした。しかし現在はセラミック素材が進化し、世界的にメタルフリー（金属不使用）の方向に進んでいます。日本の保険診療で使われる素材は今も金属が主流ですが、世界的にみると日本がマイナーな国といえます。

また、自然に生えてくる歯の色が「白」であることもメタルフリーを取り入れる一因です。治療後に金属素材を被せると不自然に目立ってしまうのです。加えて金属アレルギーを起こす人もいます。これらの面を考慮しても、今後は日本の歯科業界全体がメタルフリーにシフトすべきだと思います。

④感動をあたえるおもてなし……一般的に「医療界の人間は横柄で態度が悪い」「医者は威圧的で怖い」などのイメージがあるようです。木谷歯科医院は医療機関ですが、このよう

な悪例と同様に思われるのは心外です。私は医院を経営するにあたり、特に患者さまの接遇面に関しては、サービス業と同じようなホスピタリティを持つことを意識しています。

当院では自由診療を積極的にすすめていることは先に書いたとおりです。高額だとしても、そのクオリティには自信があるので推奨しています。

ここで例え話ですが、1泊10万円のホテルと1泊３０００円のホテルがあるとします。もし、1泊10万円のホテルで、フロントがとてもぞんざいな対応をしたら、皆さんはどう感じるでしょうか。私だったら、3千円のホテルのフロントがひどい態度だとしても、「安いしこんなものか」と流せるかもしれません。しかし、10万円のホテルについては「こんなに払っているのにその態度はないだろう、もう二度と来るものか！」と、はらわたが煮えくり返ってしまうと思います。

人は高い金額をかけたものほど、それにふさわしい接遇の態度、対応を期待するものです。当院の自由診療メニューの中には、１００万円を超えるものも少なくありません。自由診療をお選びいただいた患者さまには、その金額に見合う充分な「おもてなし」をお返しする意識を持つべきだと考え、スタッフにもそのように教育しています。

⑤女性が輝いて働ける職場……これは、私が2014年に「患者さまの健康と幸せを叶えたいなら、まずスタッフの労働環境を改善しよう」と考えてから、最初に生まれたキャッチフレーズです。

というのは、歯科医院は圧倒的に女性が多い職場なのです。特に、歯科衛生士は全国的に女性が多く、男性は見たことがないという患者さまも多いでしょう。

2020年に日本歯科衛生士会がまとめた勤務実態調査報告書によれば、調査に回答した歯科衛生士は8881人。そのうち男性はたった38人しかいなかったのです。比率にすると、女性が99%以上を占めるのに対し、男性は0・4%という少なさでした。また、歯科医院の受付や歯科助手もほとんどが女性です。

つまり、開業医は、女性スタッフのサポートがなければ、診療に集中できないのです。

この事柄について、理事長就任時には理解が及んでいませんでした。しかし理念やビジョンについて深く思考するようになって以降は、女性がどの世代、どのステージにいても働けるよう、職場環境を整えるようにしてきました。

特に充実していると自負するのは、２０１４年から導入した産休や育休、時短勤務などの制度です。産休は法定どおりの産前６週間・産後８週間の休暇、育休はお子さんが満１歳になるまでの1年間です。これまでに制度を利用して、休暇を取得後に職場復帰したお母さんスタッフが法人全体で15人います。

また、上限5万円までの保育料補助、スタッフが自身の都合に合わせて働けるように、休憩を一部シフト制にするなど、子育てをしながら働きたい方にさまざまな配慮をしています。

もちろん、バリバリと働きたいという女性も大歓迎です。子育て以外で女性全体に向けた福利厚生としては、美容皮膚科との連携、報奨によるエステティックサロン利用権や高級ホテル宿泊券の付与などの実績があります。

⑥進化成長し続ける自己実現の場……世界と肩を並べる高い水準の医療を提供するには、歯科医師だけでなく歯科衛生士、歯科技工士、歯科助手、受付など、すべての医院スタッフが歯のプロフェッショナルとして、常に知識と技術をアップデートすることが求められます。これはどこかにゴールがあるものではなく、歯科に携わる限りアップデートし続けなければなりません。そのためには、「仕事を通して進化、成長したい」というマインドを持ち続けることが必要です。

木谷歯科医院の求人をご覧いただければわかりますが、どの職種の条件面も周辺の同業他社、一般企業と同レベルかそれ以上で、給与も含めて待遇はよいと思います。しかし私としては、「お金のため」「生活のため」だけに働くという人は、スタッフとして採用したくない……というのが正直な気持ちです。

たとえば、小さなお子さんがいるから短時間でしか働けないという方でも、「今は時間をつくるのが難しいけれど、タイミングを見ていずれは働きながら学び、次の段階に自分をステップアップさせたい」と考えてほしいのです。スタッフ全員が研鑽を怠らず進化成長していけば、患者さまや地域の「当たり前の幸せ」が増幅し、日本中に笑顔が広がります。

⑦最高の笑顔で、世界に革命を……仕事柄、私は人の笑顔に注目してしまうのですが、外国人に比べると、日本人は口元に手を当てて笑う方が多いと感じます。その理由は、仕草を美しく見せる意識や謙遜からくるものだけではなく、「自分の笑顔に自信がないから、口を見せられない」という人も、実は意外と多いのです。

そのような患者さまが、木谷歯科医院できちんとお口の中の悩みを治療して、歯を白くしたり、歯並びが綺麗になったりすると、どうなるでしょう。多くの方が笑うことに抵抗感がなくなり、「美しくなったピカピカの歯を、みんなに見てほしい」と思い始めるのです。

このことに性別は関係ありません。自分のルックスを整えて綺麗にすると、自信がついて内面から変わる……というのは、ダイエットやメイクによる変化と同様です。歯を治すことで、コンプレックスや諦めを抱えた状態から、「当たり前の幸せを味わえる」という次の段階へと、人生が移り変わります。

そういう人たちが少しずつ増えていけば、やがて世界全体が笑顔に包まれるようになるのです。

4つの視点から見る公正な人事評価

私が変えたことは、《医院理念》や《パーパス》《ミッション》《ビジョン》の制定だけではありません。院内のさまざまな制度も、時代の要請に応えてシフトさせました。

たとえば、2022年から導入した人事評価制度もそのひとつです。この制度を導入したきっかけは、スタッフが30人を超え、理事長である私の目が全員に行き届かないと感じたからでした。また、私個人の評価で給与やボーナスが左右されるのではなく、「木谷歯科医院」という組織として、スタッフ一人ひとりに何を求めるのかを明確にしたほうが、より公正な評価となるだろうと考えたのです。

人事評価制度では、スタッフには仕事するうえで4つの項目からなる視点を求め、それを4段階のグレードで評価しています。

当院がスタッフに求める4つの項目とは「①チームワーク、②チャレンジ、③フォー・ユー、④マナー」です。

①チームワークは、《医院理念》に「得意分野を活かしたチーム医療」という言葉があるように、「チーム木谷」として一丸となって患者さまの歯の健康を支えるには、スタッフ同士が連携し、ときには助けあうというチームワークが欠かせません。医療現場で、勝手な単独行動をされては困ります。スタッフの迷惑になるだけでなく、患者さまに取り返しのつかない事故が起きる可能性すらあるのです。ですから、周りをよく見て、自分以外のスタッフと息を合わせて動けているかどうかを見ます。

②チャレンジは、仕事を通して自分を進化成長させ、次の段階にシフトさせることです。現状に満足して向上心を失うのは簡単です。しかし、少しずつでもいいので、次の自

分を目指す。まだ知らない知識を吸収して、昨日の自分より一歩でも前に踏み出したいという意識があるのかどうかを見ます。

③フォー・ユーの「ユー」には、２つの意味があります。ひとつは患者さま、もうひとつは共に働くスタッフです。患者さまの診察を滞りなく進めるお手伝いをしつつ、スタッフ同士で邪魔をしていないか、動線は確保できているか、ドクターと一緒ならば治療のためにどう動くべきか……など、自分のこと（フォー・ミー）ばかり考えるのではなく、常に「フォー・ユー」の精神であることを求めています。

④マナーは「挨拶をする、遅刻をしない」など、社会人としての一般常識を求めています。人それぞれ、育ってきた環境はバラバラで、「常識」のレベルも異なるものです。しかし、医療機関である以上、前述のように社会人として最低限の常識を持っていないと、患者さまに多大な迷惑がかかってしまいます。

また、4段階のグレードは次のような内容です。
◆グレード1……保険診療の範囲内の治療が一人で十分に行える状態である。
◆グレード2……グレード1の内容に加え、自由診療まで一人で十分に行える状態である。
◆グレード3……グレード2の内容に加え、担当職域のリーダーとして、下位グレードのスタッフを教育できる状態である。
◆グレード4……グレード3の内容に加え、幹部として医院経営に参画できる状態である。

木谷歯科医院ではこれら4項目、4段階のグレードからなる多角的な視点で、公正な人事評価を行っています。定期昇給は人事評価制度の規定に合わせているので、成長スピードが速いスタッフは、定期昇給以上に給与が上がっていきます。グレードに応じて決算賞与3回目のボーナス支給も用意されます。

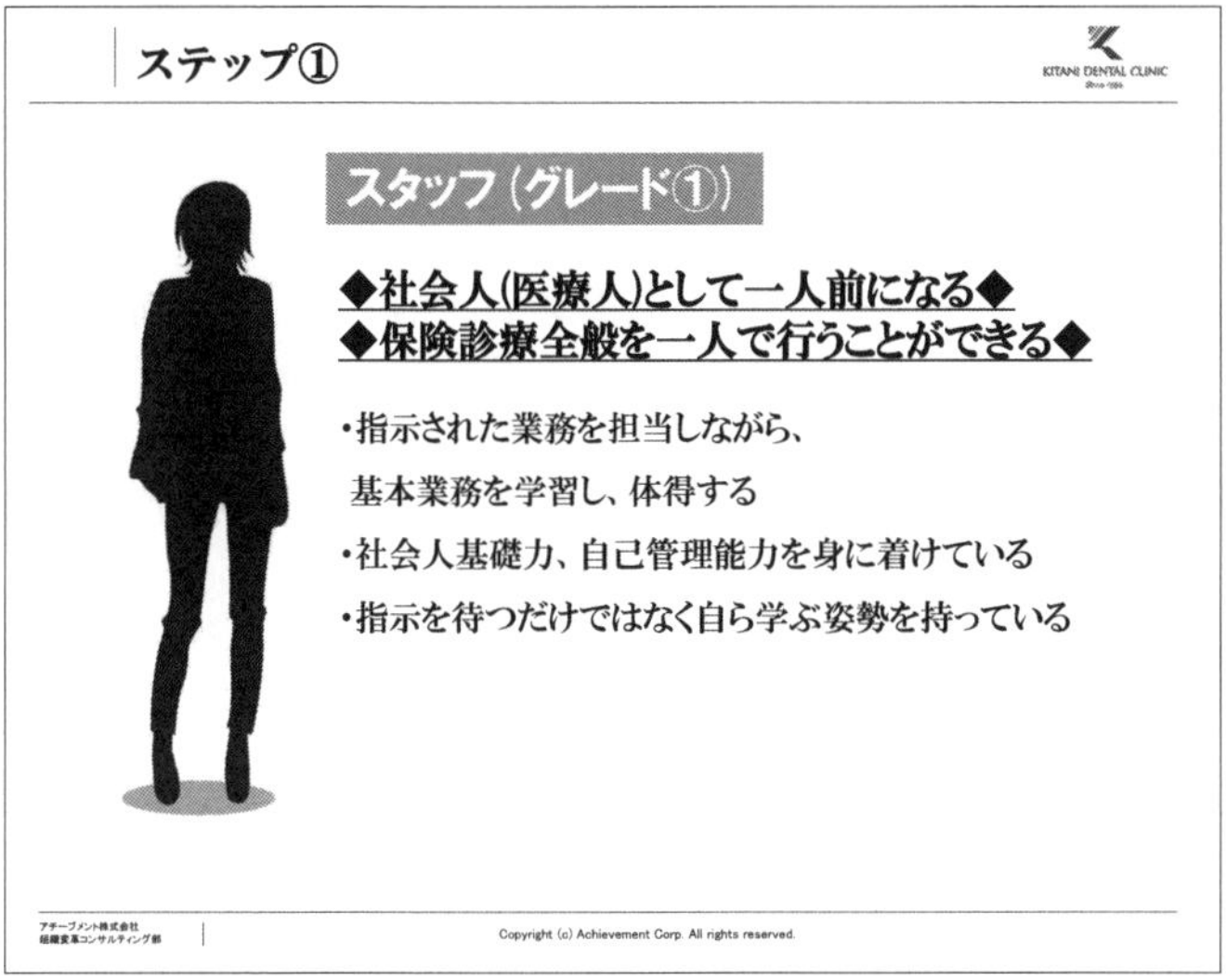
ステップ①
KITANI DENTAL CLINIC
スタッフ（グレード①）
◆社会人(医療人)として一人前になる◆
◆保険診療全般を一人で行うことができる◆
・指示された業務を担当しながら、
基本業務を学習し、体得する
・社会人基礎力、自己管理能力を身に着けている
・指示を待つだけではなく自ら学ぶ姿勢を持っている
アチーブメント株式会社
組織変革コンサルティング部
Copyright (c) Achievement Corp. All rights reserved.

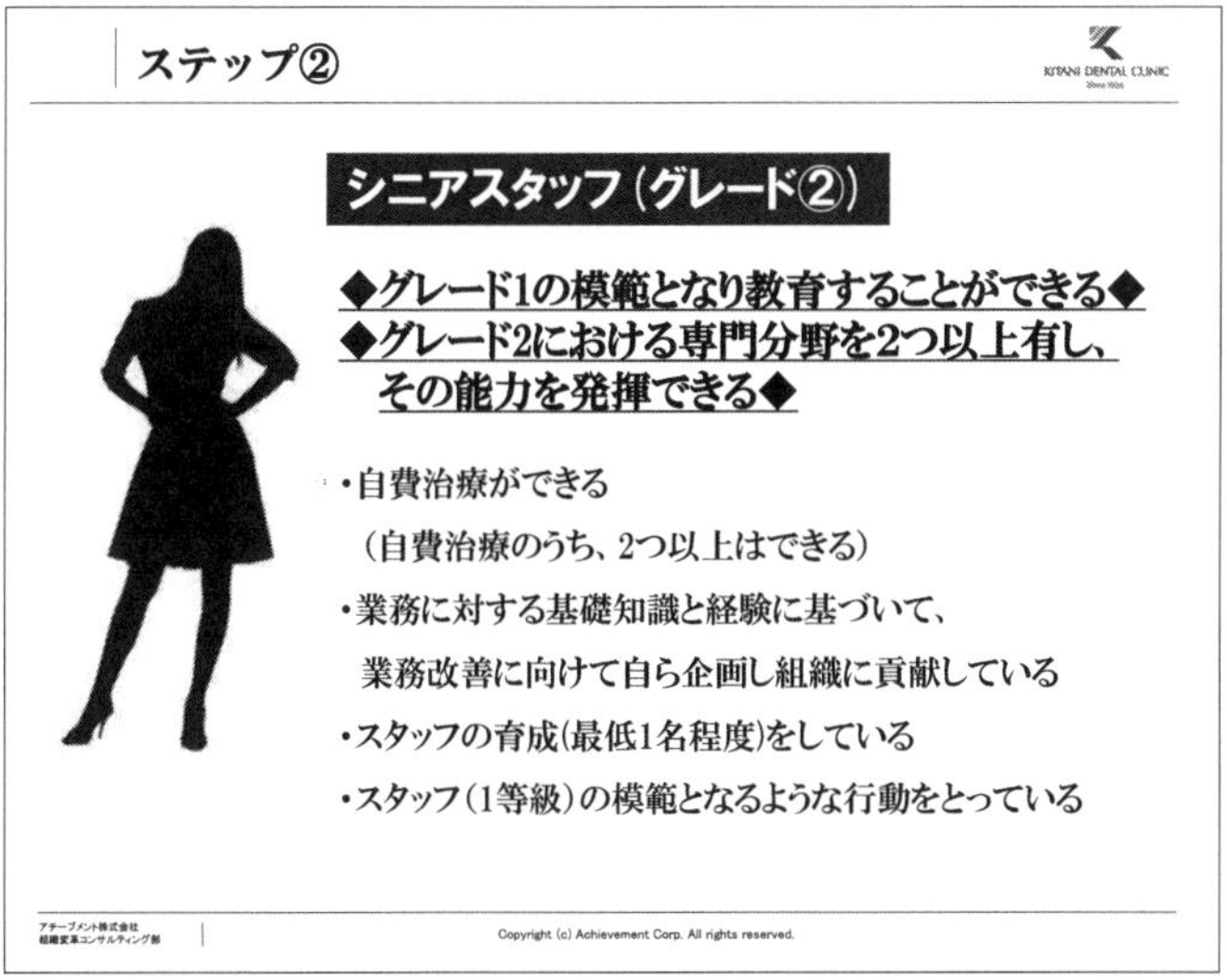
ステップ②
KITANI DENTAL CLINIC
シニアスタッフ（グレード②）
◆グレード1の模範となり教育することができる◆
◆グレード2における専門分野を2つ以上有し、
その能力を発揮できる◆
・自費治療ができる
（自費治療のうち、2つ以上はできる）
・業務に対する基礎知識と経験に基づいて、
業務改善に向けて自ら企画し組織に貢献している
・スタッフの育成(最低1名程度)をしている
・スタッフ（1等級）の模範となるような行動をとっている
アチーブメント株式会社
組織変革コンサルティング部
Copyright (c) Achievement Corp. All rights reserved.

ステップ③

KITANI DENTAL CLINIC

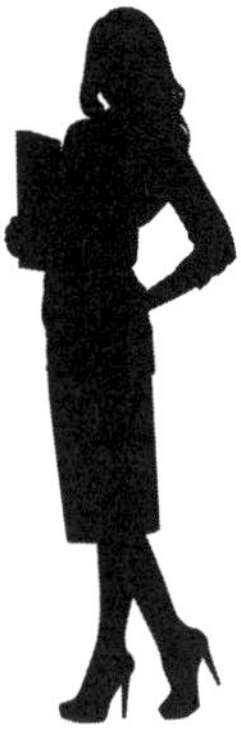

リーダー（グレード③）

◆「専門性」を発揮し、業績や組織活動に対して、具体的かつ計画的に貢献する◆

・現場スタッフのリーダー的存在として後輩指導にあたりながら、自らの専門分野を持ち、院内向け、また外部向けのセミナーを開催している
・組織づくりの中心メンバーとして採用や理念浸透などの役割も担い、会社の目標達成を推進している
・チームメンバーを持ち、企画立案に向けて積極的に行動している

アチーブメント株式会社
組織変革コンサルティング部

ステップ④

KITANI DENTAL CLINIC

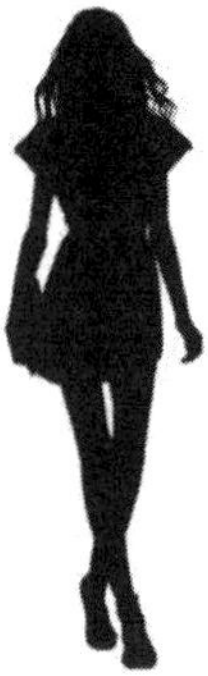

マネージャー（グレード④）：管理者

◆院長を補佐する幹部的役割を果たす◆

・会社運営の基本方針に基づいて、院長や理事長の右腕として　会社の未来を創造している
・リーダーを介した部下育成と組織の目標達成の両立を実現している
・あらゆるトラブルに対して迅速に対応ができ、スピード感のある対応をしている

アチーブメント株式会社
組織変革コンサルティング部

Copyright (c) Achievement Corp. All rights reserved.

グレード4までできたスタッフは、必要な経営ノウハウを学んだうえで、社内独立制度を利用することも可能です。当院の法人グループの中には歯科医院以外の業態もあるので、自分が興味を持っている分野で経営者を目指すこともできる仕組みになっています。

祖父の代から伝わる、守るべきもの

このように、私は木谷歯科医院のスタッフ全員が目指す方向をシフトさせてきました。一方で、祖父の時代から続く「守るべきもの」もあると考えています。それは、患者さまの歯の健康を第一に考え、その時代にできる最善の治療を提供することです。

木谷歯科医院では祖父、父の代から、保険診療の枠に囚われず、自由診療を積極的に取り入れてきました。父が現役歯科医師として活躍したのは昭和から平成中期にかけてですが、患者さまには時代に即した最新かつ最高の治療をお届けすることが大切だと考えていたそうです。この姿勢は私と兄も受け継いでおり、今後も継承していきます。

また、父はスタッフに対し、常に医療従事者としてのプロ意識を抱き、高い専門知識と技術を持つことを求めていました。私自身もこの考え方を大切にし、スタッフ全員が学びを深め、患者さまの歯の健康を守るために研鑽を怠らないよう教育しています。

さらに、私が3代目として重んじているのは、地域からの信頼です。地域の方々には、祖父の代から「木谷歯科医院は歯を上手に治してくれる」と言われてきました。長年、技術力を高く評価されてきたことは、新規開業の歯科医院には持てない貴重な財産です。現在の患者さまの中には、祖父の代から通っている方もいます。「木谷歯科医院だから」という理由で今も通い続けてくださるのだ……と思うと、身が引き締まります。

同時に、インターネット上の口コミなどをきっかけに、新しく来院いただく患者さまも増えています。こちらは親子連れなど、若い世代の方が多く見られます。

私どもは新旧の患者さまを分け隔てることなく、医療従事者として最高の医療を提供し、すべての方に「100歳までここに通いたい！」と思っていただけるように努力していきます。

祖父・父の時代と現在の歯科治療を比べると、最も変わったのは、治療法の選択肢が広がったことです。歯科治療の世界的発展は目覚ましいものがあり、今、この瞬間もアップデートされ続けています。

患者さまに治療方針をご説明すると「前に行った歯科ではこんな治療はされなかった」「金額が高い」などと言われることもありますが、時代と共に、治療法や価格帯が変化するのは自然の流れだと思います。

私は、祖父や父の時代を否定するわけではありません。ただ来院いただく患者さまには、現代の歯科医療における最もよい治療を提供したいのです。

むやみに高額の治療をすすめることはしませんが、「人生１００年時代」を想定したうえで、「この患者さまは、本心ではどのような歯を望んでいらっしゃるのか」「この方の将来の『当たり前の幸せ』を叶えるためには、どんな治療が最も適切で、自信を持っておすすめできるか」を考えながら、患者さまに治療内容をご提案します。

木谷歯科医院ではこのように、患者さまの歯の問題にさまざまなソリューションを用意して、「１００年通える歯医者さん」となるべく、患者さまと地域、社会全体に「当たり前の幸せ」を届けていきたいと思っています。

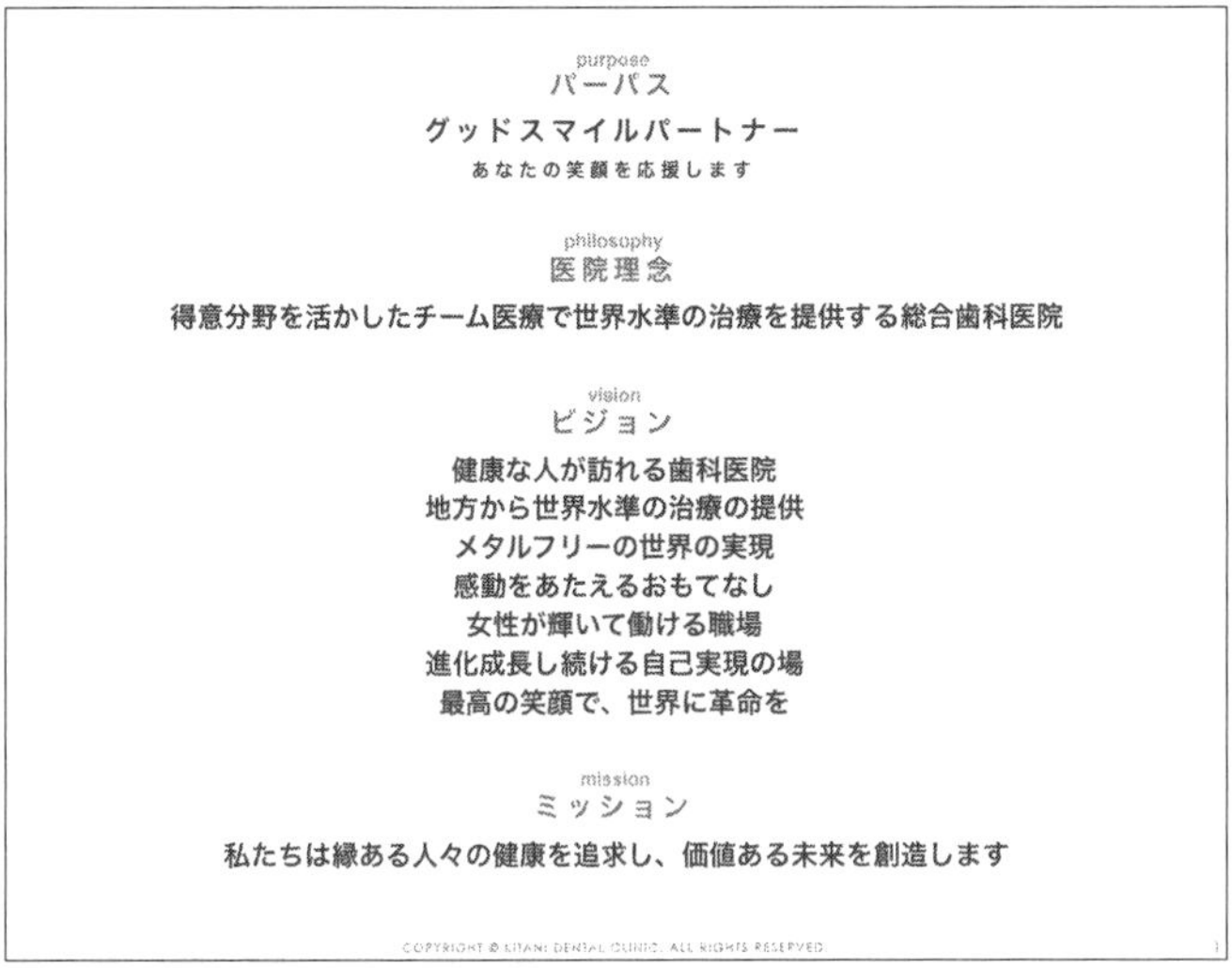
purpose
パーパス
グッドスマイルパートナー
あなたの笑顔を応援します
philosophy
医院理念
得意分野を活かしたチーム医療で世界水準の治療を提供する総合歯科医院
vision
ビジョン
健康な人が訪れる歯科医院
地方から世界水準の治療の提供
メタルフリーの世界の実現
感動をあたえるおもてなし
女性が輝いて働ける職場
進化成長し続ける自己実現の場
最高の笑顔で、世界に革命を
mission
ミッション
私たちは縁ある人々の健康を追求し、価値ある未来を創造します
COPYRIGHT © KITANI DENTAL CLINIC. ALL RIGHTS RESERVED.
1

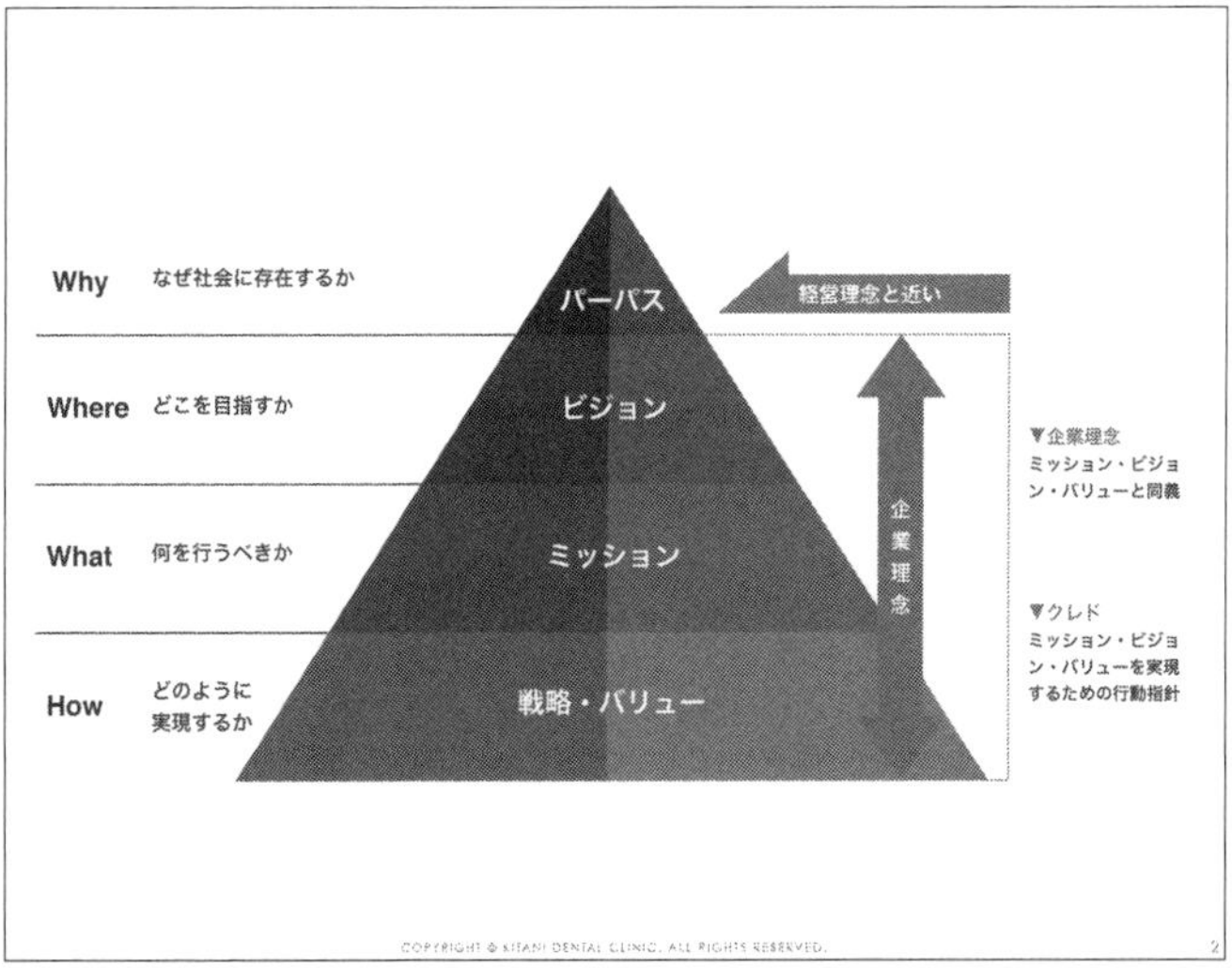
Why
なぜ社会に存在するか
Where
どこを目指すか
What
何を行うべきか
How
どのように
実現するか
パーパス
ビジョン
ミッション
戦略・バリュー
経営理念と近い
企業理念
▼企業理念
ミッション・ビジョン・バリューと同義
▼クレド
ミッション・ビジョン・バリューを実現するための行動指針
COPYRIGHT © KITANI DENTAL CLINIC. ALL RIGHTS RESERVED.
2

第2章

地方で「予防的歯科治療」を叶えるために

地方の歯科医療が抱える問題点

私が香川県仲多度郡多度津町に戻ってから、約15年が経ちました。近年、私が地方の歯科医療について感じることのひとつに、「地方の開業医は都市部よりも高齢で、ボリュームゾーンは60代～75歳前後ではないか」という年齢の問題があります。

この仮説を裏付けるのが、厚生労働省が発表した２０２０年医師・歯科医師・薬剤師統計の概況調査です。調査によると、２０２０年12月31日時点の歯科医師の平均年齢は52・4歳となっています。年齢階級別に見ると、最も多いのは「50～59歳」で全体の22・8％。次いで「60～69歳」が22・2％。「70歳以上」も11・3％いるため、日本の歯科医師の2人に1人は50歳以上という状況です。

さらに同調査を見ると、病院勤務よりも診療所勤務の歯科医師のほうが、平均年齢が高いのです（病院勤務の歯科医師の平均年齢が38・7歳に対し、診療所勤務は54・3歳）。

この理由は、昭和40年ごろまで遡ります。

当時は生活環境や食事の西欧化など、さまざまな原因が重なったことで、日本全国に歯のトラブルが蔓延し、「虫歯の洪水」といわれる時代でした。やがて日本全体が歯科医師不足に陥ったため、田中角栄内閣が掲げた「一県一医大構想」により、歯科大や歯学部が次々に新設されたのです。

このため歯科医師を目指す人が急増。のちに病院勤務から独立開業する流れが生まれ、歯科医院の数は昭和の後半から増えています。特に、地方の市町村はもともと歯科医院の数が少なかったため、数十年のうちに状況は大きく変わったといえます。

一方で、技術職である歯科医師の「仕事のクオリティ」のピーク、つまり患者さまに十分にご満足、ご納得いただける治療をいつまで提供できるのか……を考えると、60歳を超えて第一線で診療に立ち続けるのは、厳しい人も多いのではないか、というのが私の意見です。

というのは、歯科医師は意外と体を使う仕事なのです。患者さまのお口の中を診る際は、立ったり体を曲げたり屈んだりします。椅子にずっと座ったまま診療する歯科医師はいません。また、目をかなり酷使しますし、細かい作業が続くため、長時間の集中力も求められます。

木谷歯科医院に来院される患者さまには、他院で治療した歯にトラブルが起きたという方も多いのですが、「被せものが明らかにずれているため、治したはずの虫歯がそこからまた広がっている」「歯を削った部分に大きさが合わない金属の詰めものを適当に入れたので、丸ごと外れてしまった」などの例もあります。

そこで、患者さまに以前はどの歯科医院に通われていたかを伺うと、高齢の歯科医師に治療してもらっていた、という方が少なくないのです。

また、歯科医師の国家資格には有効期限がなく、免許更新制でもないので、一度資格を取得すれば、ずっと歯科医師でい続けることができます。すると、「資格を取ったあとは一切勉強しない歯科医師」も中にはいるのです。それが高齢である場合、その医院に通ってしまった患者さまには不利益を被るケースも存在します。高齢であるほど身についている医療知識や技術は古く、最先端から見ると化石のような情報を患者さまに押し付けている、というケースもあるためです。

高齢の歯科医師すべてに当てはまるわけではありませんが、こういった残念な事例は、都会よりも地方で多く見受けられるかもしれません。

地方の歯科医療のレベルを底上げしたい

私は、木谷歯科医院に来院いただくすべての患者さまには、そのときにできる最高の治療をお届けしているという自信があります。しかし時折、患者さまから他院で受けた治療トラブルや、嫌な歯科医師に担当された話などを伺うと、地域医療のレベルをもっと底上げする必要性を感じます。

本来は、住む場所によって医療レベルに格差があってはなりませんし、同じ地域内に「ダメな歯医者」があってはならないのです。新聞やテレビのニュースなどでは「地方は医療過疎が進んでいる」と報道されがちですが、「どうせ香川にはいい歯医者はいない」「高松の歯医者はいいけど他はダメだ」というような印象をお持ちの患者さまが来院された場合は、私たちスタッフはその印象を全力で払拭し、次回の来院時には「この歯医者さんがこの地域にあって本当によかった」と笑顔でお越しいただけるよう努力しなければなりません。

そのために必要なことは2つ。

まず、患者さまに寄り添い、患者さまと同じ目線で「本当に求めているものは何か」という問いと向き合い、「医療従事者として何をすべきか」を考えること。そして、自己研鑽と勉強を怠らず、世界に並んでも引けを取らない最高の治療を提供することです。

時折、「なぜ、多度津町で歯科医院を続けるのか。もっと都心で開業するほうが、勉強会や学会に出るうえでもメリットが大きいのでは」と言う人がいます。しかし私は、多度津町の歯科医師であることにデメリットを感じません。

勉強会や学会があれば、電車や飛行機で移動すればよいのです。それに、コロナ禍以降はオンラインのミーティングやセミナーが格段に増え、さまざまな情報の入手や共有が非常に簡単になりました。

近年のインターネットの発達は、地方在住者にとっては非常に朗報で、情報格差の溝はほぼ解消されています。あとは、前章で述べた「地方から世界水準の治療の提供」というビジョンに向けて、行動するだけです。

自分が患者ならどのような治療を受けたいか？

では、私はなぜ「世界水準の治療」「最高レベルの治療」にこだわるのか。その理由をお話ししましょう。

私はいつも、「もし自分が患者だとしたら、どのような治療を求めるだろうか」と考えています。
自分が歯科医師だからといって、患者さまのお話も伺わずに専門知識や技術を押し付けるのは、独善的なエゴイストです。そうではなく、まず歯やお口の中にトラブルを抱える患者さまの立場になって「もし制限が何もなければ、どうなりたいのか？　どのような治療法で治したいのか？」という視点を抱くことが大切です。

では、理想の歯とはどのような歯なのでしょうか。

多くの患者さまのご希望をわかりやすくまとめると、理想の歯とは「白くて、不自由なく食事ができて、笑ったときに自信を持って見せられる歯」となります。あとはそれを叶えるために、より優れた技術と知識を身につければよいのです。

歯科医師になったときからこのように考えていた私は、28歳で勤務医を終え木谷歯科医院に戻るのと同時に、大阪歯科大学の口腔衛生学講座の専攻生となり、予防歯科の分野で博士号を取得しました。また、34歳で香川県内最年少の日本口腔インプラント学会専門医となり、現在に至るまで9年にわたり最年少専門医の称号を保持しています。

その他、かみ合わせ認定医、矯正認定医などの資格も取得。毎年さまざまなセミナーや学会に出席し、常に最新の治療法を学び続けています。


そうするうちに私は、自分が「普通の」「一般的な」歯科治療では満足できなくなっていることに気がつきました。歯科大学を卒業した時点とはまるで違う地平が見えてきたのです。

最新の治療技術や医療機器の勉強会に出席して、卓越したテクニックを用いたさまざまな施術を目の前で見るうちに、「世の中、上には上がいるのだな。自分は井の中の蛙だった」と感嘆すると同時に、「自分がこのような歯のトラブルを抱えていたとしたら、一般的な保険治療ではなく、ぜひこの治療を受けてみたい！」「実際に悩んでいる患者さまがこの治療を受けたら、私が今感じている以上に、人生の大革命になるかもしれない」と思うようになったのです。

これは、私が歯科医師として数段階アップグレードした瞬間でした。

もしかすると私には、歯科医師になってから勉強をまったくしなくても、木谷歯科医院の3代目として潰れない程度に経営を続け、「自分は一国一城の主だ」と満足する人生があったのかもしれません。

しかし、実際の私は勉強を続け、高度な歯科医療の扉を開けてしまいました。そして扉の向こうにある世界に足を踏み入れ、中を見てしまった以上、もう後には引き返せません。

「自分が患者さまの立場だったら、世界のどの国の歯科医師が見ても認めるような、素晴らしい治療を受けたい」

「世界で当たり前とされている治療があるならば、それを自分がやらない理由はない」

私はこのような考えを抱くようになったことから、世界水準の治療、最高の治療にこだわるのです。

そして、外来で患者さまを治療する際は、「私自身が患者だったとしたら、この治療を受けたいだろうか。世界的にも恥ずかしくない、今の自分ができる最高レベルの治療だろうか」と自分に問いかけています。

今考えたい「当たり前の幸せ」

さて、ここでは前章でも触れた「当たり前の幸せ」について、より掘り下げて考えてみましょう。

「当たり前」とは、「特別に意識しなくても、毎日そこにあるのが普通」のことです。私は歯科医師なので、歯についての「当たり前の幸せ」とは、「朝昼晩の3回の食事を、できるだけ自分の歯で、痛みや出血などの不自由を感じずにおいしく食べられること」「人に歯を見せることにコンプレックスがなく、楽しいとき、うれしいときに、自然と歯を見せて笑顔になれること」の2つだと考えています。

しかし、日本の人の中には「自分の歯で食事をする」「歯を気にせずに笑える」ことのありがたみを知らない人が多くいます。なぜなら、普通の人々にとって「歯は、生まれたときから口の中にあるのが当たり前」なので、それがどれだけ貴重な財産であるか気づいていないのです。

そして、脳が求めるままに甘いものを大量に貪る、歯磨きは適当、フロスや歯間ブラシは面倒だから使わない、虫歯になったときだけ歯医者に渋々通って、保険診療で治してもらう……このパターンを繰り返して大人になる人が少なくないのではないでしょうか。

木谷歯科医院には、歯がズキズキと痛んで、夜も眠れない状態になってから、ようやく来院する患者さまもいらっしゃいます。もちろん、その時点からすぐに治療を始めますが、本当はもっと早い段階で来院いただくほうが、治療は早く終わりますし、費用もかからないのです。

患者さまご自身が痛みを感じている虫歯はかなり進行しているケースが多く、最悪の場合、抜歯することもあり得ます。

「1本くらい歯がなくなっても仕方ない」と軽く考えている方もいらっしゃいますが、歯がなくなるというのは、実に大変なことです。

歯が抜けると、歯並びや口元の印象が変わるだけでなく、発音がしづらくなったり、かみ合わせのバランスが崩れることで顎関節にも影響を及ぼすなど、その後のＱＯＬを左右しかねません。デメリットのほうが圧倒的に大きいのです。

私は歯科医師だからこそ、歯に痛みやグラつき、出血がなく、自分の歯で食事が摂れる素晴らしさがよくわかります。

さらに、歯が欠けていたり、黄ばみや黒ずみなどがある人は、口を開くこと自体に強いコンプレックスを抱いてしまい、「歯を見せたくないから笑えない」「いつもうつむいている」と、笑顔になることに自ら制限をかけてしまう人も多いのです。

そして、このようなお悩みで来院される患者さまにお話を伺うと、ほとんどの方が「もっと早く、きちんと歯を治しておけばよかった」と後悔なさっています。

保険制度が整う日本だからこそ、ありがたみに気づけない

来院される患者さまの多くが、強い痛みを感じるまで、歯の大切さ、「当たり前の幸せ」に気づかない……。

このような状況を見るにつけ、私は保険診療を偏重する日本の医療の常識に疑問を抱いてしまいます。

「海外で歯医者に行ったら、莫大な治療費を請求された」という話を聞いたことがある方も多いでしょう。日本はご存じのとおり、国民皆保険制度なので、国民全員が公的医療保険で保障されています。患者さまが負担する医療費は最大で3割までに収まり、高額療養費制度もあります。

しかし、世界全体を見ると、日本の保険制度は非常に稀な例です。

たとえばアメリカ合衆国には日本のような国民皆保険制度はありません。2014年施

行のオバマケアによって無保険者数は減りましたが、歯科については保険加入が義務づけられているのは18歳まで。19歳以上の大人は、民間の歯科保険に加入しない限り、すべての治療が自費診療なのです。ですから、日本人がアメリカで歯を治療すると、数本の虫歯に詰めものを入れるだけで自己負担金が十万円超、インプラントを1本入れたら民間保険を使っても自己負担金が数十万円、自費だと100万円近く……という話もよく聞きます。

このように、歯科治療費が非常に高額なアメリカでは、歯を失うことの恐怖を皆が知っています。医療費が払えないために自己破産が起こる国だからこそ、アメリカには予防歯科の概念が広く浸透しており、子供も学校でフロスや糸ようじの使い方を習うのです。「歯が綺麗、歯並びがよい」ことはルックスに投資できる資産を持つ証であり、社会的ステイタスが高い職業に就けるという現実も、アメリカのオーラルケアの隆盛を後押ししているのかもしれません。

一方で、保険制度が整っている日本では、病院に行けば最大でも3割負担の費用で、そこそこの治療が受けられます。これは、すべての人が治療を受けられる点では意義のある施策ですが、私はあえて問題提起をしたいのです。

歯のトラブルも保険で賄って治療できる現在の状況は、「歯のありがたみに気づかない」、いや「気づけない」日本人を量産しているのではないでしょうか。

私の専門のひとつに「予防歯科」があります。この言葉は近年、だいぶ一般的になりましたが、本当の意味で歯科のトラブルを予防するには、単に3か月に1度、歯科健診に行けばいいものではありません。

日本国民の一人ひとりが、「自分の歯の健康な状態を保ち、人生の最後の日まで、できるだけ自分の歯で食事をする」という意識を、自分ごととして持つ。これが大切なのです。

歯科医師から見た「不幸なお口の中、歯の状態」とは

私はこれまでに、約6万人のお口の中と歯を見てきました。すると、「今のトラブルを

治療しても、将来的に不幸な口内環境になるかもしれない」と、心配になってしまう患者さまもいるのです。たとえば次のようなケースです。

◆虫歯がたくさんあるのに、自覚がない……歯科健診のために来院された患者さま。問診で歯のお悩みや自覚症状を伺うと「何もない」とのこと。しかし、お口の中を拝見すると、虫歯が10本以上あります。プラークや歯石もたくさん溜まっているのに、患者さまご自身は「毎日歯磨きしているから問題はない」と思っています。

◆虫歯を量産する食生活をしているお子さん……未就学児でまだ乳歯しかないのに、お口の中は虫歯だらけというお子さんもいます。普段の食生活を親御さんに伺うと「朝はパン食。甘いパン以外を出すと不機嫌になるので、菓子パンしか食べさせていない」「本人が歯磨き嫌いなので、親の仕上げ磨きはしていない」。これは虫歯生産工場を抱えて暮らしているようなもので、お子さんが悪いのではありません。親御さんが虫歯になりやすい環境をつくっているのです。虫歯だらけの歯になって辛い思いをするのは、親御さんではなくお子さんです。

◆以前受けた治療の「適合性」に問題がある……患者さまが他院で治療した際の詰めものや被せものが、歯とずれた状態で接着されていることがあります。接着ずれがあったり、サイズが合わない詰めものを無理に入れていると、将来的に磨き残しや虫歯などのトラブル要因になってしまいます。しかし、患者さまは「トラブルはきちんと治したからもう大丈夫」と思っているので、適合性が悪いことをお伝えしても、そのまま放置してしまう方もいます。

◆歯周病に侵されている……「歯石を取りたい」「歯が痛い」などの理由で来院した患者さま。お口の中を拝見すると、歯茎の腫れ、出血など、歯周病が口全体に広がっている状態でした。しかし、ご本人には「歯周病である」という認識がありません。または、歯周病だとわかっていても軽視し、放置している場合もあります。

こういった患者さまにも、当院で治療を受けていただく以上は、現状のお口の中や歯の症状を正直にお伝えし、「今後は『当たり前の幸せ』が感じられるように、歯やお口のケアを頑張りましょう。私たちもそれをお支えします」とお話ししています。

ギネスに認定された世界一の感染症「歯周病」

先に挙げた症状の中でも、放置すると厄介なのが歯周病です。2001年のギネスブックには、歯周病が「世界で最も蔓延している非伝染性疾患」として登録されましたが、日本の厚生労働省の調査でも「国民の8割が歯周病」といわれる時期がありました。

歯周病とは細菌感染によって起こる炎症性の病気で、進行すると歯茎や歯の骨が溶けてしまいます。

最初は「歯肉炎」という歯茎の炎症が起き、腫れたり出血しますが、初期症状ではほとんど痛みはありません。このため、歯周病は気づくのが遅れがちで、自覚した際にはかなり進行しているケースが多いのです。

歯肉炎が進行すると炎症が広がり、歯と歯茎の境目が深くなる歯周ポケットができます。さらにそのままにしておくと、歯を支える骨が溶け、歯茎から膿や血が出る、口臭がひどくなるなどの症状につながり、歯根が露出して歯自体が抜けてしまうこともあります。

８０２０推進財団が発表した２０１８年の永久歯の抜歯原因調査によると、永久歯が抜ける原因は、虫歯（29・２％）をおさえて歯周病（37・１％）が第1位なのです。

さらに歯周病が恐ろしいのは、歯だけでなく全身に影響を及ぼし、さまざまな病気を引き起こす可能性があることです。

歯周病の初期は歯肉炎ですが、歯周病菌が歯肉を攻撃すると、身体は侵入を防ぐために戦い、腫れや出血が起こります。それを放置すると、歯周病菌やそれが生み出す毒素、炎症性物質などが歯茎の血管から入り込み、全身をめぐっていきます。特に、次の病気との関連性が指摘されています。

糖尿病……歯周病により生まれた炎症性物質などが、糖の代謝を妨げたり、インスリンの働きを低下させ、糖尿病を悪化させます。また、糖尿病が悪化すると免疫力が低下するため、歯周病も悪化する……というループも起きやすくなります。

心疾患……歯周病菌が心臓の血管につくと、血栓が生まれたり、血管が狭くなるため、動脈硬化や狭心症、心筋梗塞などにつながります。また、この菌が心臓弁や内膜につくと炎症が起き、感染性の心内膜炎を起こします。

早産や低体重児出産……歯周病菌や炎症性物質が子宮の収縮を早め、早産や低体重児が生まれるリスクが高まる可能性があります。

脳梗塞……動脈硬化が進むと脳の血管もつまりやすくなるため、脳梗塞の原因となります。歯周病の人はそうではない人よりも2・8倍脳梗塞になりやすいというデータもあります。

骨粗しょう症……歯周病によって歯が抜けていると、咀嚼力や飲み込む力が落ちるため、骨に十分な栄養素が行き届かなくなってしまい、骨粗しょう症になりやすくなります。

誤嚥性肺炎……歯周病菌を含む唾液や食べ物が気管支や肺に入ると、肺炎を起こしやすくなります。

認知症……2020年、九州大学大学院の研究グループが、歯周病によるアルツハイマー型認知症の新しい関与メカニズムについて発表しています。別の調査では、歯周病の人はアルツハイマー型認知症の発症リスクが1・7倍という報告もあります。

このように全身疾患との関連性を見ると、歯周病は非常に恐ろしい病気なのです。

日本では以前からの「8020運動」の成果により、自分の歯が残っている高齢者の数は、年々増加しています。これ自体は喜ばしいことですが、健康日本21（第二次）推進専門委員会の2022年の調査では、「歯周病を有する者の割合は大きくは変化しておらず、高齢者では残存歯数の増加に伴い歯周病を有する者も増加することが推測される」とあります。つまり、自分の歯が残っている人が増えた分、歯周病にかかる方は増えつつあるということです。

昭和の時代には、歯周病は「歯槽膿漏」と呼ばれていました。当時はまだ歯周病が感染症だと判明しておらず、歯の汚れを取れば症状は改善する、と考えられていたのです。現在も患者さまの中には、歯石やプラークを取るケアを続ければ、歯周病はよくなると考えている方もいます。

しかし、さまざまな研究が進み、歯周病を起こす原因菌が特定され、発症する仕組みなどがわかってきました。

プラーク1ミリグラムの中には、約1～2億の細菌があるといわれています。この中には歯周病を引き起こす細菌因子がたくさんあり、それが歯肉炎を起こし、重症化すると歯を支える骨を溶かしてしまうのです。

多くの患者さまが知らないことのひとつに、「歯周病は一度かかると、自然治癒はない」ことが挙げられます。なぜなら、歯周病の原因菌には自己免疫は効かず、家庭でのブラッシングでは追い出すことができないからです。

歯周病の治療はセルフケアに加え、歯科医院でプロによるケアを受けることが必須なのです。

「2年間、歯医者に行っていない」は
「2年間、お風呂掃除をしていない」こと

歯周病の恐ろしさについてお話ししてきましたが、歯のトラブル全般にいえる大切なことは「放置しない、悪化させない」ことです。虫歯も歯周病も、ある日突然罹る病気ではなく、じわじわと蝕まれていくのです。

では、これを避けるためにはどうすればよいのでしょうか。

それは、日常的に歯科医院を訪れて、歯をメンテナンスすることです。


歯科医院に長く通って、すべての治療が終わった……という患者さまは「やった、もう歯医者に行かなくてすむ！」と思いがちなのですが、これが大きな落とし穴です。

治療の終わりは「大きなトラブルがない」というだけで、どんなに綺麗な歯になったとしても、3カ月ほど経つと、セルフケアでは取りきれない汚れが出てきます。


頭の中に、新品の台所やお風呂場などを思い浮かべてみましょう。このような水回り設備は、最初はツルツル、ピカピカに輝いて綺麗ですが、毎日使っているとぬめりや汚れが溜まっていきます。そうなるまでの期間は約3カ月といわれますが、歯表面のネバつきや汚れも、同じく3か月ほどで発生するのです。

これは残念ながら、セルフケアだけでは取りきれません。

ですから私は、すべての日本人の歯に対する意識を、次のようにシフトさせたいと考えています。

「歯の治療が終わったら、歯医者には行かない」「家で歯磨きを頑張ればいい」という考えから、「3か月ごとにプロの目と手を借りて歯の掃除をする」という意識への移行です。

もし、この本を読むあなたが「歯医者に2年間行っていない」としたら、それは決してほめられることではなく、「2年間、一度も台所やお風呂を掃除していない」のと同じだと思ってほしいのです。

歯科医師から見ると、歯科医院で3カ月以上メンテナンスを受けていない方は、お口の中に気づいていないトラブルが多く見つかる可能性があります。とても心配な状況なのです。

多くの人が「歯にトラブルが起きる前に歯医者に行こう」「定期的に歯の状況を診ても

らおう」と意識を変えれば、歯のトラブルの数はぐっと減ります。

歯の健康を守るのは歯科医院ではなく、患者さまご自身。患者さまが自律的に歯を守るために行動する。これこそが、予防歯科医療が本来目指すところなのです。

予防歯科を〝自分ごと〟としていただく

日本では約20年前頃から予防歯科の概念が広まりましたが、当時は「歯科医院が患者さまの歯の健康を管理する」というスタイルが一般的でした。具体的な管理方法は、歯の治療を終えた患者さまに対し、歯科医院が３か月～半年に１度ぐらいのペースで定期健診のご案内をする、というものです。

しかし、私は日々の診療を重ねるうちに、こうした「歯科医院主導の予防歯科」に疑問を感じ始めました。というのは、人は管理されることに不自由を感じ、抵抗感を抱くからです。私の経験上、歯科医院が「次回は○ヶ月後、○月○日の○時にご来院ください」と患者さまのスケジュールを管理する場合、高い確率でその予約はキャンセルされます。

そこで当院では、患者さまには初診時から随時、「患者さまご自身が自己管理する予防歯科」の大切さをお話ししています。たとえば「前から歯が痛いと感じていたけれど、仕事が忙しくてつい放置してしまった」とおっしゃる患者さまには、「定期健診で歯のクリーニングをしていたら、本格的な虫歯になる前の段階で処置できたかもしれませんね」というような具合です。

そうすると、患者さまも「自分があのときこうしていればよかった、次はそうならないようにしなければ」と意識が変化していくのです。

さらに、歯の治療が終わりに近づいた患者さまには、歯科衛生士もしくはトリートメントコーディネーターから、「今後の人生で歯を守るための人生プラン」についてお話しする時間をつくっています。「のど元過ぎれば熱さを忘れる」というように、患者さまは治療が終わると解放感に浸ってしまうケースもあるからです。

「数か月の治療がようやく終わりますが、初診のことを思いだしてみてください。もっと前から定期的に予防していたら、ここまで痛い思いをせず、治療期間も短く済んだかもしれません……」という流れで、ご来院前に感じていた痛みを振り返っていただきます。すると自然と患者さまも「この綺麗な歯の状態をキープするためにも、メンテナンスの予約をしなければ」と考えるようになっていきます。

このように、歯のメンテナンスを「自分ごと」として捉えている患者さまは、ご自身で歯科医院にご予約を入れ、予約どおりの日時にお越しになり、日常のセルフケアもしっかりしてくださいます。そして歯の健康を重視して、自主的に行動する患者さまが増えれば、さまざまな全身疾患も未然に防げる可能性が上がるようになると思うのです。

歯科医院を「健康な人が楽しく通える場所」へ

木谷歯科医院の《ビジョン》7項目の中に、「健康な人が訪れる歯科医院」というものがあります。これは「日頃から、歯やお口について気軽に相談できる歯科医院ならば、トラブルを抱えて渋々通院……ではなく、健康な状態でも通いたくなる患者さまが増えるだろう」という思いから生まれました。

なぜ、歯医者は患者さまに疎まれる存在なのでしょうか。

それは、子供の頃から「歯医者＝怖いところ」というイメージを刷り込まれているからです。

私は小児歯科の診療も担当していますが、ほとんどの子供は歯医者を怖がって、おびえています。おそらく、子供たちはいつも親御さんから「虫歯になったら、歯医者で痛いことをされるよ」「歯医者さんはドリルで歯を削ったり、麻酔の注射をする、怖いところだよ」などと言われているのかもしれません。歯科医院を脅し文句のように使う状況は、私が子供の頃から変わりません。

しかし、これは負の連鎖を引き起こします。幼少期から植え付けられた負のイメージは、簡単には拭い去れるものではないのです。

このような患者さまは、虫歯などのトラブルが起きても、歯科医院になかなか足が向きません。そのうち歯の状態は悪化し、やっと治療を始めても、神経まで到達した虫歯の治療には痛みが伴いますし、時間もお金もかかります。このような経験を繰り返した患者さまは、自分の子供にも「歯医者は怖いところ」と伝えるようになるのです。

そこで当院では、この状況を打開すべく、さまざまな取り組みを始めました。患者さまが抱いている不信感や疑問は、トリートメントコーディネーターが徹底的に伺い、納得いただいたうえで治療に入ります。さらに、お子さんの歯科治療は「非効率でかまわない」という方針を貫いています。

歯医者嫌いの子を、喜んで通院する子にするには

歯医者が怖くて、恐怖に震えてしまうようなお子さんには、無理に治療を行いません。

無理強いをすると、さらに歯医者嫌いをこじらせてしまうからです。歯医者嫌いのお子さんには、まずは小さい「できた！」の成功体験を積み上げてもらいます。

たとえば、初回の診察では「治療室の椅子に座ってみよう」「一人で椅子に座って、仰向けで寝てみよう」「椅子に座り、コップでうがいをしてみよう」などのことが、たったひとつできるだけでもいいのです。私たちスタッフは、それができたらお子さんをほめます。このように、自己肯定感を育てながら、徐々に歯科医院の雰囲気に慣れてもらうのです。

その後は「女性の先生から、お口に歯ブラシを入れてもらおう」「つばを吸うバキュームをお口に入れてみよう」など、口を開ける段階に進みます。

そうしてゆっくりステップを踏みながら、「歯医者は怖いところじゃない」「自分にもできるんだ」という気持ちをお子さんに抱いてもらうことができると、どこかのタイミングで必ず本格的な治療に進めるようになるのです。

もちろん、親御さんの「せっかく連れてきたんだから、椅子に押さえつけてでも、今日中に治療してほしい」「歯医者が苦手なのだから、できるだけ少ない通院回数で終わらせたい」という気持ちも、私にはよくわかります。

しかし、子供の頃に歯医者嫌いをこじらせてしまうと、そのお子さんの歯の一生は、悲惨なものになる可能性があります。親御さんにはこのことをお伝えして、「お子さん自身の歯医者に対するメンタリティを変えることが大切」と丁寧に説明しています。

また、木谷歯科医院は2018年に、患者さまが楽しく歯科医院に通えるアプローチとして、ママと子供が安心して通える歯科医院グループ「ママとこどものはいしゃさん」に加盟しました。

「ママとこどものはいしゃさん」の公式サイト（https://mamatokodomo-no-haishasan.com）をご覧いただくと、当院は「丸亀多度津院」として登録されています。このグループには特に「安全の滅菌体制」「定期予防管理」「オールセラミック治療」「小児矯正」に注力する歯科医院が集まっていますが、当院もこの4つは得意とするところです。

予防歯科については、私が大阪歯科大で博士号を取得しています。歯周病は唾液検査を行い、すぐに原因菌の有無を解明。トリートメントコーディネーターなどのスタッフが、患者さまお一人ずつに合わせた予防歯科を提供します。

セラミックはフルオーダーメイドを可能とし、短期間でできる前歯のセラミック矯正も手掛けています。また当院併設のホワイトニングルームでは「痛くない、しみない、食事制限なし」として評価の高い、Ｂｅａｕｔｅ式のホワイトニング施術が受けられます。不自然に真っ白にするのではなく、元の天然の歯と見分けがつかないほどになじむ、美しい白い歯を望む方にも好評です。セラミックやホワイトニングなど、保険治療では難しい、歯並び、歯の形状など見た目の美しさを向上させる治療も多く手掛けています。

小児矯正は、できるだけ抜歯をしない方向で行っています。矯正方法はお子様お一人ずつの歯や生活状況に合わせ、夜間だけつける装置、取り外せる装置、固定式の装置などをご提案します。

私が木谷歯科医院を継いで約15年。継いだ当時は幼児だった患者さまで、成人した現在も通ってくださる方が多くいらっしゃいます。これは、当院に親しみと信頼をお寄せいただき、単なる歯科医院ではなく、「一生通える歯医者さん」という存在となれたからだと自負しています。

木谷歯科医院は今後も、地域に親しまれる歯科医院として、予防歯科の意識向上に努める所存です。

第3章

「チーム医療」への院内改革

離職率100％の未熟な経営者時代

第1章で書いたように、私と兄が木谷歯科医院の3代目を継いでから数年は、トラブル続きでした。

勤務医から開業医の理事長に転身……というと、聞こえはよいかもしれませんが、実際の私は多岐にわたる業務を同時並行して行っていました。当時は事務専門のスタッフがいなかったので、外来の診療時間は歯科医師として働き、それ以外の時間は裏方として、在庫管理や財務、税務などの事務仕事、またスタッフのスケジュールなどの人材管理をすべて、私一人で担当していたのです。

もちろん毎日多忙を極めたのですが、「自分の代で木谷歯科医院をつぶすわけにはいかない」「気合いで頑張らないと」と必死に働いていたので、売上は少しずつ上向いていきました。

しかし私には、ずっと頭を悩ませ続ける大問題がありました。

スタッフがすぐに辞めてしまうのです。

父の現役時代から勤めるスタッフは残ってくれたものの、新規スタッフの離職率が100%という暗黒時代が、なんと6年間も続きました。最もひどかったときは、2カ月後に私と兄以外の診療スタッフが2名になる……ということもありました。

なんとか診療は継続しましたが、私が憶えているだけでも60人以上が辞めています。

当時の私はその理由がまったくわかりませんでした。

「1日の予約人数や、診療内容に問題はないはずだ。ドクターである私の手となり、足となるべきスタッフが、なぜうまく動いてくれないのか。どうして何度も同じことを言わせるのか。私は一人で何人分も働いているのに、周りのスタッフは楽をすることばかり考えている。難しい要求をしているわけでもないのに、これくらいの仕事がなぜできないのか。

私ではなく、スタッフがダメなのだ……」

当時、私の頭の中に渦巻いていた考えは、このようなものです。人が辞めてしまう理由をすべてスタッフのせいにしていたのです。

やがて私は、次のように考えるようになりました。

「新しいスタッフを採用しても、私のように医院を背負う立場ではないし、どうせそのうち辞めてしまう。そういう人間は信用できない」「スタッフにお金と時間を投じて仕事を教えても、どうせすぐに辞めてしまうのなら、自分が関わるのは無駄だ」

今思い返すと後悔しかありませんが、私はスタッフのミスを批判したり、責めたり、文句を言ったり、またあるときは、関わるのが面倒くさいという理由で聞こえないふり、忘れたふりなどをしていました。

そして、スタッフを信用できない私は、大事な仕事を誰にも任せられませんでした。患者さまの治療に関するさまざまな説明はもちろん、備品のチェックや業者とのやりとりなどもすべて自分で行っていました。

スタッフにとって私は、常に行動をチェックしているような、重い存在だったのでしょう。仕事以外のスタッフとのコミュニケーションは、空虚なままでした。

しかし、私は「経営者は被雇用者とはわかり合えない、孤独なものだ。この孤独に耐えられなければ、経営者として失格だ」と考え、スタッフが私と同じ熱量で仕事に臨めないのも仕方がない、と割り切るようになりました。

ところが2019年の夏、あることをきっかけに、人生のどん底を味わったのです。

「無理だ、もうやっていけない」

引き金になったのは、あるスタッフの離職でした。スタッフが辞めてからしばらく経ったある日、その母親が医院に乗り込んできたのです。そして数時間にわたって、「うちの子がダメなのは、あなたの教育がダメだからだ」「私の周りは皆『木谷歯科医院はダメだ』と言っている」など、私に有ること無いこと罵声を浴びせ続けたのです。

その年は、私が木谷歯科医院に戻ってちょうど10年目でした。3代目を継いで以降、私は歯科医師として、「お父さんの時代のほうがよかった」と言われないように最先端の治療法を学び、さらに自分の代でこの医院をつぶさないために、慣れない経営の業務も必死で勉強してきました。妻子とのプライベートの時間も犠牲にして、仕事一筋で走り続けてきたのです。

それなのに、私のことを何も知らない人に、どうしてそこまで言われなければいけないのか……。

激しい罵りからようやく解放された私は、「今まで頑張ってきたことは何だったんだ」と呆然となり、張り詰めていた心の糸がプツンと切れてしまったのです。

そして「もう無理だ。この状態で、明日も普通に仕事することはできない」という思いに駆られた私は、妻に何も告げず、夜中に一人、車を走らせました。兄にだけ連絡して、翌日以降の予約はすべてキャンセル。「とにかく仕事から離れたい」と瀬戸内海を越え、関西を越え……。

気づいた頃には、北陸まで来ていました。

私は結局、まる1週間、香川を離れました。仕事を放り出してしまったという後ろめたさはあったものの、久しぶりに考える時間ができたので、「自分は何のために生きているのだろうか?」「本当にこれが自分のやりたいことなのか?」と人生を振り返りました。

そしてたまたま半年ほど前に受けたあるセミナーの話を思いだしたのです。

それはアチーブメント株式会社・青木仁志社長による、目標達成プログラムのセミナーでした。そこで聞いた〝アチーブメントピラミッド〟という話に、私は深い感銘を受けたのです。

青木社長は「まず、理念を描くことが大切。自分の価値観や哲学、信条などをもとにした《人生理念》を描き、その次に『こんな人物でありたい』という《人生ビジョン》を描きなさい。それができたら、《人生理念》を実践・実行するために、《目標を設定》して《計画化》し、《日々実践》しましょう」と話していました。

これを聞いた私は、「素晴らしい考え方だ、ぜひやってみよう」と意気込んだものの、実際はわかったつもりになっていただけで、とった行動は中途半端で稚拙なものでした。私は最初に描くべき《人生理念》や《人生ビジョン》という大きな「目的」を考えずに、「歯科医院を潰さず、大きくするために売上をあげる」という《目標設定》以降の部分だけを実践していたのです。

「そういえば、青木社長は『真の成功とは、目的と目標に一貫性のある人生を生きること』だと話していたな……」

ふと思い出したこの言葉が、失踪中の私の心に鋭く突き刺さりました。まずは自分が大切にしている価値観を《人生理念》として認識し、さらに青木社長が推奨する〝セルフカウンセリング〟をとおして「私は何を求めているのか？」「私にとって一番大切なものは何か？」「私が本当に求めているものは？」などと自問しながら《人生ビジョン》を構築する。それらを「人生の目的」としたうえで、《目標を設定》して実現に向けて《計画化》し、《日々実践》する……という工程が必要だったのです。

私は自己流の勝手な解釈で省略していたため、次のステージに進めないのは当然の結果でした。

このことに気づいた私は、「自分が本当に求めているもの、一番大切なものは何か」「そ

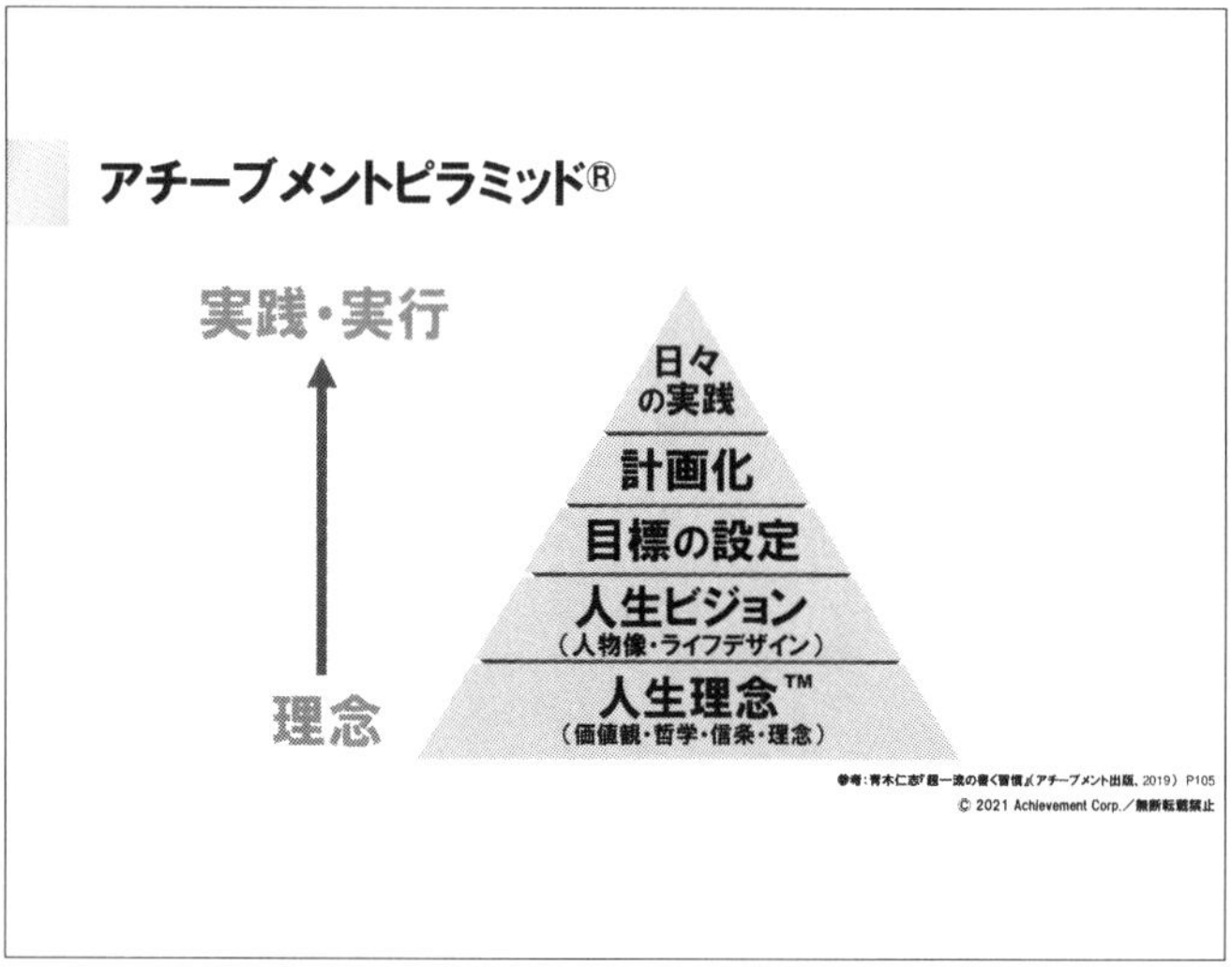
アチーブメントピラミッド®
実践・実行
理念
日々
の実践
計画化
目標の設定
人生ビジョン
（人物像・ライフデザイン）
人生理念™
（価値観・哲学・信条・理念）
参考：青木仁志『超一流の働く習慣』（アチーブメント出版、2019） P105
© 2021 Achievement Corp.／無断転載禁止

セルフカウンセリング

1. 私は何を求めているのか？
私にとって一番大切なものは何か？
私が本当に求めているものは？
2. その為に「今」何をしているのか？
3. その行動は私の求めているものを
手に入れるのに効果的か？
4. もっと良い方法を考え出し、
実行してみよう

参考：青木仁志『目標達成の技術』（アチーブメント出版、2012） P109

れを手に入れるために、今、どんな行動をしているか」「その行動は、欲求の実現に効果的だろうか」ということを、自分自身にずっと問い続けました。

頭の中には、2つの声が何度も行き交いました。それは、「このあたりでもう、諦めてしまおう。面倒なことや、しがらみをすべて手放せば、楽になれるじゃないか」という悪魔の囁き。そしてもうひとつは、「諦めるな！　ここで手放したら、皆を裏切ることになる。香川に戻ってやり直そう」という天使の声です。

さまざまな思いが交錯する中、私は自問自答し続けました。

そして、ついに答えが出ました。
私が本当に求めているものは「自分と関わる縁ある人たちの笑顔」であり、仕事を頑張れる源泉は「家族やスタッフの笑っている顔が見たい」ということだと、ようやくわかったのです。

私の人生を変えた、1通のLINE

「私はただ、皆の笑顔が見たかったのだ。それなのに『誰も私の大変さをわかってくれない』『一人でやるしかない』と拗ねて、自分から分厚い壁をつくり、他人を寄せ付けずにいた……」

木谷歯科医院から次々に人が離れてしまう原因は、私がつくっていたのです。

これまでスタッフにとってきた自分のひどい態度を省みて、ホテルの部屋で激しい自責の念に駆られました。そのときです。私のスマホが鳴りました。

目をやると、「先生、一人で抱え込まずに、私たちを頼ってください」というLINEのメッセージが届いていました。差出人は、私がいない医院で必死に頑張ってくれている、スタッフの一人でした。

その瞬間、「こんな自分でも、まだ気にかけてくれるスタッフがいるのか……」と、私の中で何かが溶け始めるのを感じました。

と同時に、大粒の涙がこぼれ落ちました。罵倒されたショックで感情を封じ込めていた心の蓋が開いた私は、自分でも驚くほど泣いたのです。その記憶は、今でもまざまざと蘇ります。

そして、涙と共に、私を支えてくれている周囲の人々への感謝の気持ちが、心の底からあふれてきました。

「今やっと理解できた。この人たちを裏切ってはいけない。私はこの人たちの笑顔を見たいのだ。香川に戻って、もう一度やり直そう……」と、決意が固まりました。

香川に帰った私は、まず自分の《人生理念》を定めました。それは「愛・感謝・貢献」です。

「愛」は、家族やスタッフを信じきる愛です。そして、愛をもっていても、自分一人で成し遂げられることには限界があります。だから「感謝」が必要なのです。

感謝の気持ちは心に抱くだけではなく、周囲にしっかりと伝えることが大切です。これができると、自分の世界がさらに広がっていきます。

そして、自分と関わる縁ある人々に「貢献」、つまり物心両面で豊かな人生になるようにサポートをすること。この3つを、プライベートでも仕事でも実践することにしました。

一人で頑張らず、チームで働く

失踪事件では、兄をはじめスタッフに多大な迷惑をかけてしまったのですが、新たに得られたものもありました。

それは、「一人で仕事を抱え込むと、限界がくる」とわかったことです。

周囲のスタッフを誰一人信用できず、意固地になっていた私は、診療で行う患者さまへの説明のほとんどを自分で行っていました。そして診療が終わると、人事・総務・経理・広報などの仕事を一手に引き受け、自宅に帰るのはどんなに早くても22時過ぎ……はっきりいって、オーバーワーク状態だったのです。

しかし、心の余裕をなくしていた私は自分を客観視できず、失踪するまでこのことに気づきませんでした。

香川に戻った私は、一人で頑張るのを止めました。スタッフからもらったLINEの「私たちを頼ってください」という言葉が、大きな支えとなったのです。

「それならば、患者さまへの説明のうち、治療の専門的な話は私が担当しよう。それ以外は、歯科衛生士に委ねてみよう」「財務や法務など医療以外の業務は、付け焼き刃で私が勉強したところで、専門家にはかなわない。それならば、該当分野に精通する経験者を採用してみよう」と考え、スタッフ一人ひとりが自分の職域のプロフェッショナルとして歯科医療に臨む、「チーム医療体制」にシフトすることを決めました。

これは70年の木谷歯科医院の歴史の中でも、大きなターニングポイントでした。

２０２０年には、スタッフ７名がトリートメントコーディネーターの資格を取得したので、さらに強力な布陣とすることができました。現在、当院で働くスタッフ陣は、次のような構成になっています。

◆医院スタッフ32名……常勤歯科医師２名（私と兄）、非常勤歯科医師３名（男性２名、女性１名）、歯科衛生士10名（女性、うち７名がトリートメントコーディネーターも兼務）、歯科技工士４名（男性２名、女性２名）、歯科助手３名（女性）、准看護師２名（女性）、薬剤師１名（女性）、滅菌専任士２名（女性）、保育士１名（女性）、栄養士２名（女性）、受付２名（女性）

◆バックオフィススタッフ２名……財務・経営戦略分野の統括マネージャー１名（男性）、マーケティングマネージャー１名（男性）

職種ごとに十分な人数のスタッフを配置することで、医院運営に関するさまざまな業務の処理速度がぐんと上がり、意思疎通のミスも減りました。また、一人ひとりの持ち場、担当が明確になったため、作業の連携・確認がきちんととれるようになり、コミュニケーションも円滑になったのです。

もちろん、仕事の最終的な責任を負うのは理事長である私です。患者さまからのクレームや、大きなミスなどが起きたときには私が出ていきますが、基本的にはスタッフを信頼して裁量権を委ね、各自の担当の仕事をしっかりしてもらう。これは私にとって初めての経験だったので、内心は不安もあったのですが、実際オペレーションを行ってみると、予想以上に院内がうまく回り始めました。

さらに、うれしい誤算もありました。チーム医療体制にシフト後は、「このスタッフには、こんな能力があったのか！」と驚かされることが何度も起きたのです。

たとえば、それまで私が「会話が苦手なのかな」と思っていたスタッフが、患者さまとは自然に打ち解けるのがとても上手で、治療に対する患者さまの本音を引き出すことができたり、ＩＴに疎いと自己申告していたスタッフが、意外にもスムーズに院内のクラウドシステムを構築できたりしました。

このように、仕事を任せることで、スタッフの潜在能力が開花することもあるのだと知りました。

また、スタッフ各自が「患者さまのために、よりよい治療法を提案しよう」「木谷歯科医院をもっと快適な職場にしよう」など、自分の仕事に高い意識と責任感を持って、自発的に行動するようになったのです。

その様子を見た私は、唸りました。

「自分はこれまでどれだけ自惚れていたのだろう。スタッフのことを、医院を動かすための人員としか思っていなかったのだ。一人ひとりを人間として信頼すると、同じ職場でもこんなに変わるのか……」

約4年が経った現在は、組織全体をさらなるステージに移行させるために、スタッフの力を最大限引き出していくマネジメントに力を入れています。

「患者さまの心の声を聞く」トリートメントコーディネーター

ここで、トリートメントコーディネーターについて、詳しく説明したいと思います。というのは、これこそが、木谷歯科医院のチーム医療を成功に導いた立役者だからです。

トリートメントコーディネーターとは、患者さまと歯科医師の間に立つ「架け橋」的な存在です。両者をつなぎ、お互いが満足できる治療を実現するためのコミュニケーションを図ります。

具体的には、患者さまのお話を伺い、治療についてのご要望を的確にとらえ、不安や疑問を解消します。さらに、以前は私が行っていた、患者さまの現状のお口の中の状況説明、治療法の選択肢の提案や説明、自由診療と保険診療の違いなどもお話しします。

こういうとき、私たち歯科医師はつい、歯科の専門用語や難しい説明をしてしまいがちなのですが、トリートメントコーディネーターは患者さまが聞いてすぐにご理解いただけるように、かみ砕いた言葉で丁寧にお話しします。また、患者さまが歯科医師に直接言いにくい内容を伺ったり、治療後のメンテナンスの相談もお受けします。

私がトリートメントコーディネーターという存在を知ったのは、勤務医時代の2006年頃です。勤務先の歯科医院は、治療の際に歯科医師の意向を患者さまに押し付けるのではなく、患者さまに寄り添い、患者さまが納得したうえで治療を進めることを重視していました。

そのため、この医院では女性のトリートメントコーディネーターが常勤していました。彼女は患者さまの初診時や、本格的に診療方針を決めるときなど、折に触れてしっかりとカウンセリングを行うのです。

時間と手間がかかる作業ではあるのですが、このカウンセリングを経た患者さまは、長期間にわたる治療や、治療の質は保証できるけれど高額なのがネックとなる自由診療などについても、きちんと納得されているのです。ですから、治療がとてもスムーズに進み、当時の私は大いに助けられた記憶があります。

失踪事件後、これまで一人で抱え込んでいた仕事の分配について考えていたときに心に浮かんだのが、トリートメントコーディネーターでした。

木谷歯科医院に在籍するスタッフがトリートメントコーディネーターになれば、「患者さまと並走して、治療終了まで見守って励ます」という新たなポジションを加えた医療チームをつくれるのではないか……。

そこでスタッフたちに声をかけ、トリートメントコーディネーターの資格を取得してもらい、２０２０年の春ごろから院内の診療に導入しました。

すると、患者さまからは予想以上の好評をいただきました。導入効果は絶大で、結果的には患者さまの自由診療の選択率が上がり、売上が飛躍的に伸びるという副産物までついてきたのです。

トリートメントコーディネーターで変わった現在の「初診〜治療まで」の流れ

　トリートメントコーディネーターという存在を得て、当院の診療の流れも新しい段階にステップしました。現在、患者さまが予約を入れてから治療が終わるまでは、次のようになっています。

①**初診カウンセリング**……電話かウェブサイトからご予約いただき、ご来院後、問診票をご記入いただきます。症状に応じてパノラマレントゲンなどの検査を行い、歯科医師がお口の中の状態を拝見したあと、トリートメントコーディネーターによる初診カウンセリングを行います（15分ほど。主な症状について、発症の時期、その他お口の中のお悩み、これまでの病歴、治療スケジュールのご希望などを伺います）。痛みが強い、出血がひどい

などの場合は、応急処置を行います。

②本治療に入る前の初期治療（1回〜患者さまの症状により数回）……患者さまによっては、本来の治療に入る前にお口の中の状況を整えて、治療のスタートラインに立つ準備を整えます。具体的には痛みを抑える、仮歯を入れる、抜歯、歯石取りなどです。お口の中の状況がいい患者さまは、この段階を省略して①から③に進むこともあります。

③トリートメントコーディネーターによるセカンドカウンセリング……1時間ほどのお時間をいただき、患者さまのお口の中の状態について、トリートメントコーディネーターが説明します。初診で撮影したレントゲン写真や模型などの資料を使いながら、できるだけわかりやすくお話しします。

現状をご理解いただいたら、「今抱えているトラブルを、どのような治療法で治すか」「治療のゴールをどこに置くか」「治療終了までに、どれくらいの期間をかけられるか」「費用について、自由診療と保険診療のどちらを選ぶか」「治療後のメンテナンスについて」なども丁寧にお話しして、決めていきます。また被せものや入れ歯を使う治療の場合は、それぞれの素材の特徴や、メリット・デメリットなども説明します。

もちろん、ご質問もお受けします。治療内容、方針にご納得いただいたら、本治療のご予約を入れていただきます。

④本治療（患者さまの症状に合わせた回数）……担当の歯科医師による治療を行います。

⑤中間カウンセリング……患者さまによっては治療期間が数年にわたる場合もあり、その場合、新たにご不明な点はないか、治療プランに変更はないかなどの確認をします。

⑥メンテナンス（3か月に1回）……治療が終わってからも、患者さまには健康な歯を保つ意識を持っていただく必要があります。そのためにも、3か月に1回は来院いただき、歯科衛生士が中心となってお口の中のケアを行います。

兄弟で専門領域をすみ分けるメリット

当院の常勤医は、理事長の私と院長の兄です。「歯科医師の兄弟でひとつの医院を運営」という現体制は、患者さまとスタッフにとっても、私たち兄弟にとっても、メリットしかないと考えています。

兄弟で医院を営む最大のメリットは、同じ血が流れているので、絶大な信頼関係があることです。幼い頃から互いを知りすぎるほど知っていて、同じ環境で育っているので、同じ職場に勤める医師同士によくある、無駄な虚勢を張る必要がありません。
私には「兄弟経営だからこそ、互いを裏切ってはいけない」という強い思いがあります。私と兄は木谷歯科医院が続く限り、辞めることはありません。なぜなら2人とも、祖父と父が半世紀以上にわたり築いてきた「木谷歯科医院」というブランドを守り、今後に向けてさらに育てていきたいという思いをひとつにしているからです。

常勤医2人体制という歯科医院はよくありますが、一人がオーナーで一人が赤の他人の勤務医だと、勤務医がある日突然辞めてしまう……というケースは、わりとよく起こります。この場合、患者さまには医院の都合のために担当医を変更させていただくので、大変なご迷惑をおかけしてしまいます。

その点、私と兄はずっと当院にいますから、患者さまにとっては「ここの担当医は、突然辞めてどこかへ行ったりしない。これからもずっと、同じ担当医が自分の歯を診てくれる」という安心感と信頼の醸成につながります。

スタッフにとっても、勤務医の入れ替わりが多いことは業務の妨げとなるでしょう。そのたびに、新しい医師のやり方に合わせねばならないからです。

当院において、「私と兄」という不動のドクターチームは、同時に医院の経営者です。香川県の多度津町をホームグラウンドとして育ち、地元環境や、地域の患者さまの傾向とニーズ、この地域の医院で働くスタッフが何を求めているか……などを、完璧に把握しています。そのため、私と兄がしっかりと腰を据え、率先して働きやすい職場をつくれば、よりよいチーム、そして高いホスピタリティを伴う治療ができるのだと考えます。

さらに、私と兄とでは専門分野が異なることも、当院の大きな特徴として挙げられます。学者肌で、ひとつのことをとことん突き詰めるタイプの兄は、いつも貪欲に勉強しています。専門は入れ歯、ドイツ式義歯、かみ合わせ、顎関節症などです。また、「接着」の分野の研究者でもあります。虫歯は一度治しても再発してしまうケースが多いのですが、その一因である細菌などの侵入を防ぐには、削った場所をきちんと接着封鎖することが必要です。兄はこの分野を大学で研究しながら、臨床に生かしています。

私は総合的に診るのが得意です。歯科大時代に「今後はインプラントと予防歯科が重要になる」と考え、それらを中心に経験を積み上げてきました。専門はインプラント、予防歯科、矯正（マウスピース矯正含む）、セラミック治療、審美治療、小児歯科、マタニティ歯科などです。

一人の歯科医師が現役時代に極められる専門分野の数は限られています。オールマイティであろうとすれば知識は浅くなりかねません。しかし、兄と私はお互いが違う分野に進んでいるので、うまくすみ分けができています。患者さまにとっても、私と兄がいることで、木谷歯科医院に相談できる範囲が広がります。

兄と3代目を継ぐときは「兄弟経営は遠慮がないから絶対にうまくいかない」「我を張り合ってどちらも潰れる」などと言われたこともありましたが、この15年間、そういった偏見を崩そう、見返してやろうという決意と覚悟を持って続けてきました。今のところ、兄との共同経営は非常にうまくいっています。

私は、兄弟2人の力を合わせれば、2馬力に留まらず、3馬力、4馬力にもなると考えています。木谷歯科医院の理事長として今後は二度と独りよがりの経営はせず、歯科医師とスタッフ各自が高い専門性を持つ医療チームとして、患者さまの笑顔をつくるパートナーであり続けることを誓います。

第4章

女性が輝く
職場を目指して

歯科医院は女性の力で支えられている

木谷歯科医院の7つの《ビジョン》のひとつに、「女性が輝いて働ける職場」という項目があります。これは、私が「どんな歯科医院をつくりたいか」と考え始めたときから頭の中にあり、最初に生まれた《ビジョン》です。

なぜ私は「女性」を重視するのか。これは男性を差別しているのではなく、理由があります。歯科医師を除く歯科業界のスタッフは、圧倒的に女性が多いのです。特に歯科衛生士の男女比率は、第1章にも書いたように、女性が占める割合が99％以上という調査結果があります。当院も例外ではなく、歯科衛生士は全員女性です。医院全体で見ても、スタッフ34名のうち26名が女性で、男女比はおよそ2：8となっています。

つまり、当院を支える力は女性の比重が大きく、女性なしでは医院の存続自体が危うい、といっても過言ではありません。逆にいえば、イキイキと自分らしく輝いて働く女性がたくさん集まれば、当院は組織として常に活性化した状態で存続できることになります。

間もなく「人生１００年時代」がやってきます。木谷歯科医院もオールステージの方々の「当たり前の幸せ」を叶えるべく、全スタッフの力を結集して、質の高い治療を提供しなければなりません。

そのためにも、まずは「女性が輝いて働ける職場」であることが必要なのです。

私が女性スタッフの職場環境改善、福利厚生について考えるきっかけになったのは、２０１４年のことでした。当院は6月にボーナスを支給するのですが、以前から妊活中だった女性スタッフ2名が、ボーナス支給翌日に「退職したい」と申し出てきたのです。

驚いてその理由を聞くと、「ずっと妊活を続けているのに、なかなか妊娠できない。これは、職場のストレスのせいだと思う」「妊娠したとしても、木谷歯科医院には産休や育休制度がない。ずっと長く働ける将来が描けないので、このタイミングで辞めたい」ということでした。

私は内心、「妊娠できない理由をうちの職場のせいにするなんて。それは屁理屈だろう」と憤りました。

しかし、前章でも書いたとおり、当時の木谷歯科医院は新規スタッフの離職率が100%で、採用問題が大きな悩みのタネでした。「同時に2人も辞めてしまう、また求人票を出さなければ……」とがっかりしたのですが、彼女たちが率直に退職理由を明かしてくれたことは、私が職場環境についての考え方を改める際の、ひとつの指針になったのです。

退職者の続出に危機感を抱いた私は、どうしたらこの状況から抜け出せるかを考えました。そしてあるとき、「歯科医院だから」を言い訳にしているのではないか、と思い至りました。

「歯科医院は医療機関なのだから、拘束時間が多少長かったり、休暇が取りにくいのは仕方がない」

「うちだけが特別に厳しいわけではなく、他も同じような待遇だ」

そのような業界の常識・因習をスタッフに押し付けていたことが、スタッフが辞める大きな要因ではないかと考えたのです。

私は冷静になって労務環境を見直してみました。すると、「タイムカードがない」「仕事が忙しく人手が足りないから、スタッフは子供が急な病気になっても休みが取りにくい」「女性が多い職場なのに産休や育休制度がない」「新しい治療法や技術が次々に導入され、スタッフにも勉強が求められるのに、医院として学びの支援をしていない」……。

実に多くの問題点が浮かんできました。もしも一般企業でこのような会社があったら、間違いなくブラック企業だといわれるでしょう。

私は猛省し、木谷歯科医院を「女性スタッフが多いひとつの組織」として捉え、歯科業界の常識から一旦離れることにしました。そして、子供を持つ女性スタッフが何人いるのかを数えてみました。すると、全体の8割以上が子育て中の母親でした。

そこで、まずは「小さい子供がいるお母さんも働きやすい環境」を整えることにしました。小学生までの子供がいるスタッフの多くは、保育園や学童施設などに保育料を払っています。その保育料を、医院が一部負担することにしたのです。

この改革をスタッフ向けに発表したところ、「とてもありがたい」「助かる」と、私が予想した以上に支持を集めました。

また、産前産後休暇と育児休業制度も、法定に則り整備しました。能力を大いに発揮して働く優秀なスタッフが、本当は仕事を続けたいと思っているのに、妊娠や出産を理由に離職してしまうとしたら、採用を担当する私にとっても大変な痛手なのです。

出産したスタッフが安心して働けるために、また、先述の「妊娠したいなら、木谷歯科医院を辞めるしかない」と追いつめられるスタッフをこれ以上つくらないためにも、この制度はできるだけ早く導入しなければと考えました。

このように、女性が長く働けるように環境改善を積み重ねた結果、女性スタッフの離職率をぐんと下げることができました。

歯科医院に不可欠な、女性の高いコミュニケーション力

当院では、今後も積極的に女性を採用したいと考えています。それは、女性が歯科医院にいるメリットは実に大きいと感じるからです。

私が特に女性が優れていると思う部分は、「コミュニケーション力の高さ、人あたりの柔らかさ」です。

歯科医院にいらっしゃる患者さまの多くは、心に不安や緊張感を抱えているものです。

特に、歯磨きなどのセルフケアを長年怠っていて、お口の中にたくさんトラブルがある方、また、今までの人生でずっと歯医者が苦手だった方などは、「歯医者は嫌で仕方がない」「とにかく早く終わらせて帰りたい」という気持ちで、渋々ご来院されます。

診療現場で見ていると、このような患者さまの気持ちをやさしく解きほぐし、「このスタッフさんなら、いろいろ話すことができそうだ」「わからないことを聞いても、やさしく教えてくれそうだ」という安心感を届けられるのは、女性スタッフなのです。これは、女性が感受性や共感力が高く、患者さまと気持ちを一体化しやすいからではないかと推察します。

また、小さなお子さんの多くが「歯医者さんは怖いところ」「痛くて嫌なことをされる場所」と思うものです。中には、医院の玄関に入るときから抵抗して泣き叫んだり、拒否感が強すぎて口を開けられず、固まってしまうお子さんもいらっしゃいます。

そういったお子さんにもやさしく話しかけ、気持ちを落ち着かせることも、女性スタッフはとても上手なのです。

さらに私は、「美しい歯、口元をつくる」という観点でも、女性のほうが感性に優れているのではないかと感じています。

当院では審美治療も扱っていますが、近年は患者さまのご希望がどんどん細分化してきています。これは、歯科治療で使われる詰めものや被せもののプラスチック素材が、急速に進化しているためです。

「以前の治療では仕方なく銀歯を入れたけれど、今は白い歯に変えられると聞いたのでやってみたい」「せっかく新しい歯に変えるなら、こういう歯、こんな色にしたい」と、患者さま自ら細かくオーダーなさる方が増えているのです。

しかし、患者さまのすべてが「こういう歯にしたい、口元にしたい」と詳細におっしゃるわけではありません。ここが難しいところなのですが、たとえばホワイトニングをご希望の患者さまが、初診時に「歯を白くしたい」とご希望されたとします。しかし、「白」とひと口にいっても、実にさまざまな「白」があります。その「白」とは、患者さまご自身の元の歯の色かもしれませんし、あるいは漂白されたような白、または適度に黄色がかった白かもしれません。そもそも、その方はご自身の元の歯の色を「白い」と思っているのか、そうではないのかも、よくお話を伺わないとわからないのです。

また、「歯を綺麗にしたい」という患者さまがご来院されたとします。この方のご希望は、単に歯を白くしたいだけかもしれませんし、実は歯並びを整えたい、または歯茎の色や形を直したい……など、さまざまなケースを想定しなければなりません。

これでおわかりのように、今の歯科スタッフにはコミュニケーション力はもちろん、患者さまが言葉にしないご意向まで汲み取るセンスや鋭い色彩感覚、そして細やかなこだわりが求められます。理想の歯の色や美しさの基準は患者さまによって全く異なるので、歯科医院側は「この患者さまは短期間で終わる治療をご希望なのか。または、期間が長くかかったとしても、複数の治療をして理想の口元を追求したいのか」「この方は、どの部分に強いこだわりを持っていて、どこからは私たち歯科スタッフにお任せいただけるのか」などを、的確に掴む必要があるのです。

その点では、女性歯科医師や女性スタッフは、患者さまそれぞれのニーズを理解し、具体的な治療メニューを提案するのが非常に上手だと感じます。

また当院の常勤医は私と兄の2名という現状から、常勤をご希望される女性歯科医師は大歓迎です。院内のジェンダーバランスもちょうどよくなると期待しています。

さて当院は、2020年からトリートメントコーディネーターを診療に配置したことを大きな理由に自由診療率が飛躍的に向上しました。現在、自由診療と保険診療の割合は7：3で、最新の材料や医療技術を用いた治療を行うことができます。

2021年の症例実績は、インプラントが月に20～30症例で年間約400本、セラミックとジルコニアが月60症例で年間約700本、ダイレクトボンディングが月45症例で年間約540症例、小児矯正が月4～5症例で年間約60症例です。近隣の麻酔科、口腔外科との連携もあるため、難症例にも対応しています。

一方で残業はほぼなく、プライベートの時間を確保しやすい環境にあります。院内改革を行う前は、診療時間の最終受付が19時で、私の仕事が終わるのが20時頃でした。しかし、現在は最終受付を16時半、診療終了を17時半としています。私自身は18時には自宅に戻り、子供たちと一緒に夜ごはんを食べることができる生活を手に入れることができました。

また、当院は勤務医のキャリアアップも支援しています。後述のように勉強会や資格取得などをサポートするほか、社内独立制度もあるので、法人内で会社を立ち上げれば、もっと幅広く活躍することもできます。

「患者さまの歯の健康のためにも、保険の範囲内の治療ばかりでなく、積極的に自由診療に挑みたい」「専門分野でより多く診療数を重ねてスキルアップしたい」、あるいは「結婚などで香川県内に住むことになり、今後やりがいのあるキャリア形成を考えている」という方には、ぜひ当院の採用サイトをご覧いただければと思います。「オン・オフをきちんと分けたい」「ズルズルと長時間働きたくない」という方にもおすすめです。

木谷歯科医院は総合歯科医院ですが、今後の医院の方針として、患者さまのニーズの強い審美系の方面の診療に力を入れたいと考えています。患者さまによっては、大掛かりな治療を必要とするケースもあります。このため、インビザライン治療やセラミック治療を学びたい、専門にしたいという歯科医師は特に歓迎します。

我こそは、という意欲をお持ちの方をお待ちしています。

正社員のまま時短勤務、5万円までの保育手当、産休・育休制度を完備

ここからは、現在の木谷歯科医院が女性スタッフに向けてどのような支援をしているか、また、一般の大企業にも負けないと自負する福利厚生の内容などを、具体的にお話ししましょう。

まず、「小さい子供がいるお母さんも働きやすい環境」にするために整えたのが、時短勤務、保育手当支給、産休・育休制度です。

時短勤務については、他院よりもかなり融通が利くと思います。正社員の基本勤務時間は「8時半～17時半まで、うち休憩を1時間」としていますが、たとえば保育園のお迎え

時間が早いなどの理由があれば、時短勤務が可能です。

なお、時短勤務となる場合でも、正社員からパートタイマーに切り替えるなどの措置はとっていません。「時短社員」という形で、あくまで立場は正社員のまま勤務が可能です。

たとえば、歯科衛生士兼医院運営幹部の女性社員がいるのですが、彼女は子供が小さいので、現在の勤務時間は9時から16時までです。この制度を活用している正社員の女性スタッフは現在12名で、２０２１年度の女性時短社員の給与実績を見ると、歯科衛生士で年収４６０万円、歯科助手で年収３７０万円というスタッフもいます。

また、お子さんが小さいうちは、参観日や行事参加など、日中にさまざまな所用が入るものです。このため、お昼休憩は一部シフト制にしています。

有給休暇は法定どおり付与されますが、２０２１年度の歯科スタッフの取得実績は86％（歯科医師は１００％）でした。開業歯科医院の有休取得率としては、全国でもトップレベルではないかと思います。院内は風通しがよく、スタッフ同士でスケジュールを調整しながら休暇を申請できる状況です。

ちなみに歯科スタッフの残業はできるだけ発生しないようにしていますが、患者さまの診療の都合上、残業となる場合は1分単位でカウントされます。

保育手当は、働くためにお子さんを預けているスタッフに向けた医院の独自手当で、2016年から導入しました。支給額は、月額上限5万円まで。手当の取得条件として、3年以上勤務、正社員であることなどの院内規定がありますが、スタッフには大変好評です。支給額の範囲内であれば、保育園のお子さんだけでなく、小学生の学童利用料についても申請可能です。

同業者からは「スタッフにそこまでの待遇をするのか」と驚かれますが、私にとっては、月5万円の支給を惜しんだせいで、のちのち優秀なスタッフが退職してしまうほうが怖いのです。たとえ経験者を採用しても、スタッフ教育にはある程度の時間とお金がかかります。そのことを考えれば、保育手当の支給は些細なものだと考えています。

さらに、産前（6週）・産後（8週）休暇、育児休業（出産日から1年間）制度も整っています。産前産後休暇の取得実績は２０１４年以来、木谷歯科医院を含む法人全体で15回となっており、香川県下の歯科医院ではトップクラスの数字だと自負しています。

育児休業は、２０１４年12月に院内で初めて取得対象のスタッフが生まれたことから、すぐに厚生労働省委託の「育休復帰支援プラン」に申し込み、手続きを開始しました。育休中の問題としては、職場の情報が休業中の当事者に共有されないことが挙げられますが、当院にはスタッフ間のＬＩＮＥグループがあります。日々のさまざまな情報がここで共有されるので、一人だけ情報を得られないという心配はありません。

余談ですが、育休取得第1号のスタッフは、２０１６年4月に職場復帰しています。この取り組みを始めた頃からスタッフが辞めなくなり、売上も人数も格段に伸びたため、育休復帰支援に成功した香川県のモデル事例として、「中小企業育児・介護休業等推進支援事業」のパンフレットの取材を受けています。

「成長する医療従事者」であるために各種資格の取得費を支給

福利厚生として、もうひとつ力を入れているのは「仕事を通して自分を成長させるために、学びを支援する」ことです。

当院の7つの《ビジョン》に「進化成長し続ける自己実現の場」という項目があります。私は患者さまの歯の健康を支え、「当たり前の幸せ」を叶えるためにも、このような高い志を持った仲間と共に働きたいのです。

これはスタッフの性別や婚歴、子供の有無にかかわらず、全員に求めていることです。幼い子供がいて、今は日々の仕事をするだけで精一杯だとしても、「時間に余裕ができたら勉強をしたい」という意欲は持ち続けてほしいのです。

自己研鑽への気概を持つスタッフには、最大限バックアップをしたい……その思いから、充実した教育研修支援制度を用意しています。

まず、新入社員向けには教育マニュアル（紙媒体と動画）を用意しており、先輩社員が3か月から半年ほど、マニュアルに沿って仕事内容を教えます。マンツーマンの指導なので、わからない部分もその都度確認できますし、経験の浅い方でもすぐに成長できます。
また、院内で月1回の勉強会を開催しており、その時々に応じて外部研修に行くこともあります（歯科医師の場合、香川県内2グループの歯科医師勉強会に無料で参加できます。対面形式とオンライン形式があります）。院内でのスキルアップ研修や、院内テストも用意しています。

その他、仕事に関わる資格取得や、セミナー受講などのスキルアップも積極的に支援しています。たとえば歯科衛生士には多くの認定資格検定がありますが、それらの試験は毎回、香川県内で開催されるとは限りません。しかし、「受講費に加えて遠方まで行く交通費を考えると、なかなか受けられない……」というスタッフの声をきっかけに設けたのが「講習会費・交通費の実費全額支給」制度です。

これも保育手当と同じように同業者には驚かれる支援策ですが、私はスタッフたちに学ぶ意欲があるのに、「香川にいるから」「受講費が高いから」という理由で、成長を諦めてほしくないのです。患者さまの将来の幸せのためにも、知識と技術のアップデートは、医療従事者として何よりも優先しなければならないことです。

この制度を使ったこれまでの学習支援実績としては、インプラント専門歯科衛生士、歯周病認定歯科衛生士、臨床歯科麻酔認定歯科衛生士、ホワイトニング認定歯科衛生士、ホワイトニングコーディネーター、認定トリートメントコーディネーター、インプラントコーディネーター、歯並びコーディネーター、歯科助手検定など、多岐にわたります。

また、社会人として成長してほしいという思いから、歯科分野以外の行動心理士、秘書検定なども同様に支援しています。

さらに、年に1回のペースでアチーブメント株式会社のメソッドを用いた「人生の目的（考え方、在り方）研修」の受講を勧めています。受講したスタッフからは「働く意義が明確になった」「自分自身を見つめ直すきっかけになった」「仕事だけでなく、人生そのものの考え方が変わった」などの声が寄せられ、大変好評です。

近年のコロナ禍をきっかけに、歯科業界にもオンラインで受講できるセミナーが増えました。当院の方針と合い、仕事に役立つ内容であれば、オンラインセミナーの受講も支援しているので、自宅で子供に自分が学ぶ姿を見せているスタッフも増えつつあります。

「仕事だから、やらないと怒られるから、仕方なく勉強する」ではなく、自分のために学ぶ、成長するという視点を持つと、人生が変わります。

私自身も、これまでに悩み苦しんだときにさまざまな学びを経て、得た知識を実践することで人生が変わった一人です。スタッフにも同じ志を持ち、学びを通して自分自身を成長してもらえたら、こんなにうれしいことはありません。

頑張れば頑張るだけ評価されるシステム

その他、一般企業と同じように健康保険、厚生年金、労災、雇用保険などの各種保険制度を完備しています。上記以外の福利厚生としては、介護休暇、慶弔休暇、コロナ特別休暇、企業年金制度（４０１Ｋ）、健康診断の受診料補助、福利厚生施設の利用権利、社宅（アパート）貸与、家賃補助（1年以上の勤務者・医院規定による）、ユニフォーム・靴の貸与、車・バイク・自転車通勤可（スタッフ用駐車場約40台完備）、スタッフルーム完備、各種予防接種全額補助（インフルエンザ予防接種、B型肝炎ワクチン、新型コロナウイルスワクチンなど）、歯科医師賠償責任保険加入（歯科医師のみ）、キャンピングカーレンタル補助があります。

さらに、新人歓迎会やバーベキュー、忘年会など年に2～3回の親睦会開催（費用は医院が全額負担）、研修旅行（ＵＳＪ、東京ディズニーランド、東京ディズニーシー、吉本新喜劇など。北海道・沖縄・海外への渡航実績あり）、退職金制度（対象は3年以上の勤務者、条件により歯科スタッフでも1千万円以上可。条件により歯科医師のみ医院積立型で1億円以上可、本人負担なし）、報奨制度（半期に1回）などもあります。

今後追加したい福利厚生として、スポーツジムとの連携や、自動車の洗車システムの導入を検討しています。スタッフのためにさまざまな制度を充実させることは、もはや私の趣味といえるかもしれません。

このように、女性がどのライフステージにシフトしても輝いて働けるよう、私は職場環境の改善に心を砕いてきました。

一方で、ずっとバリバリ働く人は損をするのかというと、そうではありません。第1章でも書いたとおり、当院の人事評価は「チームワーク、チャレンジ、フォー・ユー、マナー」の4つの視点から行っていて、頑張った人には頑張った分の評価がきちんと反映される仕組みです。能力があり成長スピードが速ければ、定期昇給以上に支給額は上がっていきます。

たとえば、歯科スタッフへの賞与は年2回で、売上連動制を採用しています。最低保証額は3カ月分で、これに加えて個々で頑張った分が歩合として上乗せされる仕組みです。決算賞与もあり、これは人事評価のグレードによって、最終利益の2割を分配しています。

仕事を通して自分の能力をどんどん伸ばしていきたいと考える人に、当院は最適な職場です。

また、社内独立制度を活用して、自らの可能性を磨いているスタッフもいます。当院での仕事に従事しながら、一方で自身の得意分野で活躍することは、新しく得た知識や技能を他のスタッフと共有できる機会になると考えます。ひいてはチーム全体のレベルアップとなり、私としてもそのようなアクティブな姿勢は応援したいと思っています。

日本では、昭和時代から平成初期頃までは「10代は教育を受け、20代から65歳頃まではガンガン働き、その後は引退して余生を楽しむ」という3ステージの人生が想定されていました。そして当時の社会には、「女性は20～30代で結婚・出産したら、仕事は辞めて家庭を支える。仕事を続けたとしても、家庭を壊さない程度に抑えるもの」という無言の圧力のようなものが漂っていたと思います。

実際、私が歯科医師になった20年前は、「歯科で働く女性は結婚したら辞めるもの」「歯科の仕事は忙しいから、子育てとの両立は難しい」という雰囲気があったのです。

しかし現在、広く言われているとおり、この人生モデルは崩壊しました。3ステージの人生は平均寿命が70~80代だからこそ描けたのであり、「人生100年時代」は想定していなかったのです。先述した『LIFE SHIFT(ライフ・シフト) 100年時代の人生戦略』では、「1971年生まれは平均寿命が85歳、3ステージの人生が軋む」「1998年生まれは100年以上生きる可能性が高く、3ステージの人生が壊れる」と記されています。現代は多様な働き方を選択できる一方で、「長い人生を貫く柱になるのは仕事」(同書)であるのは確実で、できるだけ長く、やりがいを持って働ける職場が求められているのです。

そのニーズに合わせて、私も木谷歯科医院が「女性が輝いて働ける職場」となるよう、環境改善を行ってきました。今後は開業70周年、そしてその先の100周年に向け、分院開設など業務拡大を予定しており、私たちと一緒に患者さまの歯の健康、「当たり前の幸せ」を支えるスタッフを募集しています。

特に女性の場合、働き盛りの20代、30代、40代はさまざまなライフイベントが重なる年代ではありますが、その時々のプライベートの状況に合わせながら、仕事を通して自分を成長させたいという意欲のある方をお待ちしています。

２０１４年に院内改革を始める際、歯科業界の既存の常識を取り払い、「香川県内で一番、女性が働きやすい職場」を整えることを目標にしました。現在、総スタッフ数は５人から34人に増え、５年以上勤務の女性スタッフは13人、時短勤務の正社員は12人になりました。有休消化率も上昇し、各種休暇、独自手当も整備され、「香川県内で一番」という目標は、概ね達成できたのではないかと思っています。

今後はさらに働く環境の改良と工夫を重ね、木谷歯科医院を「日本で一番、女性が働きやすい職場」にすることを目指します。

第5章

〝日本のグッドスマイルパートナー〟の実現へ

歯科医師として頑張る「理由」

いつの頃からか、私は「成功したい」「頑張らねば」と考える人間になっていました。小さい頃から父に教育面で厳しくしつけられたことが、きっかけになったのかもしれません。このことは今振り返るとありがたく、父の指導と助言がなければ歯科医師としての私はここにいないでしょう。父にはとても感謝しています。しかし、当時の私は父から怒られるのが怖く、それを避けるため、優等生のようにふるまっていました。

時を経て、私が28歳で木谷歯科医院に戻り3代目を継いだときは、「自分の代で医院を盛り立て、『立派にやっている』と父に認められたい。名実共に成功して、父を超えたい」という思いが心の底にありました。そして、私は俗にいう「気合い」で仕事に没頭し、徐々に孤立していくのです。

結果として起きたのが、第３章で書いた２０１９年の〝失踪事件〟です。辞めたスタッフの親から長時間にわたり罵倒された私は、「今まで何のために頑張ってきたのか」と、自分の中のすべてのスイッチが切れてしまいました。

この事件をきっかけに、私は「本当の成功とは何だろうか」「何のために仕事を頑張っているのか」「自分にとって、何より大切で一番守りたいものは何だろうか」ということを、深く考えるようになりました。

仕事における成功とは、稼いだ金額で決まるのでしょうか。いい家に住み、高級レストランで食事をし、あちこちを旅行して金銭を使うことが成功でしょうか。また、仕事を頑張って栄誉や肩書きを得たとしても、プライベートが孤独だとしたら、幸せといえるのでしょうか。

さまざまな学びを経たうえで私がたどり着いたのは、「自分の周囲の人たちを笑顔にしたい」という気持ちでした。

周囲とは家族、医院のスタッフ、そして患者さま。私にとって最も大切なのは、この人々なのです。

では、「笑顔にしたい」という思いは、どこからやってくるのでしょうか。この章ではまず、私を突き動かす原動力について振り返ってみます。

自分で言うのはいささか恥ずかしいのですが、私を支えているのは、人生理念のひとつでもある「愛」です。

まずは、結婚以来どんなときも私の味方で、共に歩んでくれる妻、そして3人の子供たちへの愛。また、家族として同業者として、いつもそばにいてくれる兄と両親への愛。そして、私の大きなアイデンティティである木谷歯科医院のスタッフへの愛。さらに、医院を信頼してくださる患者さまへの愛……。

このように私の愛は、まず自分に一番近い家族、次に仕事で関わる人々、そして地域の皆さまに向けて広がっています。その人々への愛情が湧きあがるからこそ、私は仕事に励むことができ、自分に縁ある人々の笑顔を見たい、幸せにしたいと思うのです。

現在、私は木谷歯科医院の理事長職に加え、合計7つの会社のオーナーでもあり、今後さらに事業拡大したいと考えています。

「もっと金が欲しいから、拡大戦略を敷くんだろう」と訝しむ人もいるのですが、私の信念は全く違います。

当院の《パーパス》は、「グッドスマイルパートナー　あなたの笑顔を応援します」です。私は歯科診療の仕事を通して、縁ある人々の「グッドスマイルパートナー」となり、たくさんの笑顔をつくりたいと思っています。

まずは自分の家族、当院のスタッフ、そして患者さまを笑顔にする。それが実現できたら、今度は多度津町全体の人々を笑顔に、ひいては香川県という地域全体、ゆくゆくは日本全体を笑顔にする。このように同心円状に笑顔を広げ、自分の歯で3食のごはんを食べられる、自信を持って笑えるという「当たり前の幸せ」の輪を広げたいのです。

事業拡大の根底にあるのはこの思いであり、売上や利益はあくまで結果としてついてくるものです。

目標や理念なくして、何のための売上でしょうか。

以下は最近、ようやく腹におちて理解できたことですが、企業体が大きくなればなるほど、金儲けのためではなく、〝世のため人のため〟という社会貢献のマインドが必須になります。たとえば、グーグルは今や世界に名だたる大企業ですが、もしも儲けたい気持ちを優先させるなら、検索エンジンの使用を有料化しているでしょう。しかし、グーグルには「みんなが便利になる世界をつくりだそう、社会をもっとよりよくしていこう」というパーパス、理念があるからこそ、あのような巨大検索エンジンを世界中に無料で提供しているのです。

多くの人が求めるものを供給すれば、結果として組織は大きくなります。そうやって成功した世界的企業には必ず、80億という地球全体の人々に対する愛があるはずです。

金を儲けたいという気持ちだけでは、必ず途中で人が離れてしまいます。私も同じ思いで、木谷歯科医院という組織を経営しているのです。

患者さまの「無言のニーズ」を捉え、ケアする力の大切さ

では、当院が「グッドスマイルパートナー」であるために、何よりも優先すべきことは何でしょうか。私は「医院スタッフ全員が、自分の専門分野を学び続けること」だと考えています。

歯科医師でいえば、国家資格を取ったから勉強は終わり……ではありません。医療は日進月歩であり、特に歯科業界は治療技術、素材、機材……すべてにおいて、ケタ違いの速さでイノベーションが進んでいます。

しかも、インターネットの発達により、今では患者さまご自身が検索をすれば、海外の専門的な文献や論文なども読めるようになりました。初診時から細かい治療法について質

問してくる患者さまもいらっしゃいます。私たち歯科スタッフが時代の流れに追いつき、最新の専門知識をアップデートし続けなければ、患者さまに見放されてしまいます。

以前から、歯科医院はコンビニよりも多く過剰供給といわれていますが、今後の日本はさらに少子化・人口減の一途です。患者さまが「どこの歯医者に通うか」を考えるときに歯科医院へ向ける視線も、当然厳しくなります。開業歯科医院にとっては、ますます熾烈な生存競争時代になることは間違いありません。

私は今後、歯科医院が生き残るためには、現状に甘んじることなく、次の2つの考え方と向き合うことが大切だと考えています。

ひとつめは、「患者さまが本当に求めているものを的確に捉える」ことです。

前章の審美治療の話でも少し触れましたが、患者さまは歯科医師やスタッフに「自分の歯を本当はどうしたいのか」をはっきりおっしゃらないケースがあります。いえ、ほとんどの患者さまは、自分の理想の歯の状態について、深く考えたことがないと言っていいかもしれません。

「歯が痛い」とご来院された患者さまのお話をよく伺うと、実は矯正をしたいと思っていたり、「治療費に余裕がないから、絶対に保険診療にする」とおっしゃる患者さまが、心の底では自由診療を望んでいる……などのように、患者さまの言葉と本心が裏腹というケースは少なくありません。

ですから、患者さまが言葉にされない本音の部分を聞く必要があるのです。それがうまくいけば、「この医院は自分の気持ちをよくわかってくれる」と患者さまからの信頼度、好感度が上がりますし、自由診療率も上がります。

2つめは、「患者さまが診療時に抱く曖昧な思いを放置しない」ことです。患者さまの中には、病院や医師に威圧感を覚える方も多いのです。

たとえば診療中、ちょっとした疑問が浮かんだとしても、「これは先生に聞くほどのことじゃない」と、言葉をひっこめてしまう方がいらっしゃいます。すると医院から帰る際、「今日の説明はよくわからなかった」「聞きたいことを聞けないまま終わってしまったけれど、まぁいいか」という思いを抱くことになるのですが、この状況は、歯科医院にとって非常に怖いものです。

小さなモヤモヤは積み重なるとストレスになり、やがて歯科医院への不信感につながっていきます。そして、「あの歯医者はなにか嫌な感じ」「次は別のところに行こう」ということになりかねません。

当院では、2020年から診療にトリートメントコーディネーターを配置することで、患者さまが抱くストレスの軽減に努めてきました。トリートメントコーディネーターの仕事は、歯の現状や治療説明をしたり、質問をお受けするだけではありません。患者さまから歯科治療に対する思いを傾聴し、支援し、不安な気持ちを解消し、希望を持てるように励ます……といった、カウンセラー的な役割も果たすのです。

ですから私は、これからの歯科医院においては、トリートメントコーディネーターの配置が急務になると思います。

さらに、スタッフ全員が患者さまの気持ちを察して汲み取り、「この方は心の底では、どのような歯にしたいと思っているのだろうか?」といった視点を持ち、真摯に接することが重要です。

社会や患者さまが歯科医院に求めることは、時代と共に変化します。歯科医院が患者さまの「グッドスマイルパートナー」であり続けるためには、適正な治療を行うだけでなく、同じ立場に立ち、寄り添う姿勢を保つことが重要です。

そうすれば、患者さまは治療に希望を抱くようになり、歯や口元に対する自信を取り戻すことができるでしょう。

自由診療をもっと広めたい

現在、当院の自由診療と保険診療の割合は、7：3です。自由診療は健康で長持ちし、しっかり噛めるようになる治療が受けられると考えているので、患者さまにも積極的におすすめしています。

今日、コンビニエンスストアや自動販売機ではミネラルウォーターが売られています。その中身はもちろん、水です。「水を飲みたい」ならば水道水でもよいはずなのに、なぜこんなにミネラルウォーターは需要があるのでしょうか。

日本の水道水は、飲んでも健康被害が出ないよう、水道局によって一定の品質が保証されています。また、水道料金を払う必要がありますが、ミネラルウォーターに比べると安価です。それでも現在、多くの人々がミネラルウォーターを求めるのは、「より健康でありたいから」「水道水に比べて飲みやすいから」「お金を出しても、より安全でおいしい水が飲みたいから」という理由があるためでしょう。

自由診療と保険診療の違いは、これらミネラルウォーターと水道水の違いによく似ています。保険診療は決して悪いものではなく、医療費の3割までを負担すれば、誰でも国が保障する範囲内での医療を受けることができます。

しかし、もし私が患者だとして、歯の治療で保険診療と自由診療を選ぶとしたら、絶対に自由診療を選びます。なぜなら、歯科の保険診療は受けられる医療の質、治療に使う素材や技術などに、さまざまな制限がかかってくるからです。
一方、自由診療はその制限がないため、最先端の治療が受けられますし、耐久性の高い素材が使えます。セラミックやインプラント、ホワイトニング薬剤の種類も充実しているため、「痛みがなく噛める歯」「美しく輝く歯」「自信を持って笑える口元」「長持ちする丈夫な歯」などをオーダーメイドで追求できるのです。

医院の売上を増やすために、このような主張をするのではありません。来たる「人生100年時代」に自分の歯で噛める幸せ、自然に口を開いて笑顔になれる幸せをつくるためには、どのような治療法を選ぶべきか……と考えると、自由診療に行きつくのです。

その上で、当院のトリートメントコーディネーターは、患者さまに自由診療を無理強いせず、お一人ずつの状況やご希望に合わせた治療法を提案しています。たとえば「忙しいので長く通院するのが難しい」方や、「本当は自由診療をしたいけれど、経済的な理由で今すぐに取り組めない」という方には、まず保険診療を行い、その後ご自身の適切なタイミングで、自由診療に移行するという治療プランをご提案することもあります。また、治療途中で患者さまの状況が変わった場合も、柔軟に対応しています。

このように、患者さまとのコミュニケーションに重点を置いた診療を続けていくと、時間はかかったとしても、厚い信頼関係を築くことができます。

そして多くの患者さまが、長期的な歯の健康と「当たり前の幸せ」につながる治療法を選ぶようになるため、医院の信頼度向上に比例して、自由診療の選択率も上昇していくのです。

地域医師との交流会、そして分院展開という新チャレンジ

近年の私は新たなチャレンジとして、いくつかの試みを始めています。ひとつは、地域のさまざまな医師仲間と親睦を深める交流会の定期開催です。これは地域の医療連携を図るうえで、医師同士が顔を合わせ、より強固な絆をつくることを目的としています。

医療連携は、患者さまの健康状態を正確に把握し、最適な治療を提供するために重要です。特に、患者さまが複数の医療機関を受診している場合や、重篤な疾患をお持ちの場合は、医療連携が不可欠です。

以前から当院も、通常の抜歯が難しい患者さま、あるいはガンの疑いがある患者さまなど、医院だけで対応するのが難しいケースは、近隣の総合病院に紹介する連携を行ってきました。

しかし、多度津町と隣の丸亀市を含めると医療機関の数は100を超えます。歯科の中でも「矯正」「小児歯科」「インプラント」など、専門が細かく分かれているように、内科や外科、耳鼻科など各医科にもそれぞれの専門領域があります。医師は紹介する側・される側、どちらにもなり得るので、普段から互いの顔を知り、さまざまな情報交換ができるぐらいに人間関係を築いておくと、いざというときにスムーズに医療連携しやすいのです。

また、異なる専門分野の医師の交流が深まれば、地域医療の質を向上させるだけでなく、広い視野から患者さまの症状にアプローチすることが可能となり、症例に対する新しいアイデアの提案も期待できます。

この交流会を始めてから、当院は地域の内科、外科、消化器内科、整形外科、耳鼻科、産婦人科など、15〜20の病院と提携し、互いの患者さまをより迅速に紹介できるようになりました。特に印象深いのは、次のような事例です。

60代のある女性患者さまは、かかりつけの消化器内科からの紹介で、ご来院されました。この方は数年前から円形脱毛症に悩んでいたのですが、消化器内科の先生は私がメタルフリー治療に取り組んでいることをご存じだったので、「試しに行ってみたら」と紹介されたのです。

さっそくお口の中を拝見すると、保険診療で治療した金属の被せものがたくさんありました。私はすぐにこの方の金属アレルギーを疑い、検査を行うと、銅と亜鉛に反応があったので、メタルフリー治療をおすすめしました。

この患者さまは、「皮膚科医からは円形脱毛症と金属アレルギーは関係ないと言われたので、メタルフリー治療をするか悩んでいる」とのことでした。しかし私は、「金属アレルギーによってさまざまな身体症状が出ることはよくあります。メタルフリー治療が脱毛に必ず効果があるとは言い切れませんが、取り組む価値はありますよ」とお伝えしたところ、この方は熟考のうえ、意を決して治療を始めることになりました。

治療は1年ほどかかりました。しかしその後、この患者さまの脱毛は止まり、元のようにフサフサと毛が生えてきたのです。患者さまは涙を流して喜び、感謝の言葉をくださいました。

このように、ひとつの地域医療連携が、患者さまの人生まで変えてしまうことがあるのです。その後、この患者さまが当院に通い続けてくださっていることは、言うまでもありません。

もうひとつの新しい試みは、多度津町の本院の改装に加え、数年後に分院の開設を予定していることです。木谷歯科医院はおかげさまで多くの患者さまに来院いただいているのですが、これ以上患者さまが増えると、本院だけでは充分な対応ができなくなる可能性があるためです。

本院の改装は段階的に進めており、２０２３年初めには本院の隣に3階建てのメンテナンス棟を増築しました。さらに、現在は本院にある技工室をオペ室にして、技工室自体はメンテナンス棟に移すなど、患者さまをできるだけお待たせせず、スムーズなご案内ができる動線を整える予定です。

分院についても、具体的な計画を進めています。２０２４年にひとつめの分院を開設する予定で、これまでに培った「ママとこどものはいしゃさん」のノウハウを生かし、母子特化型の歯科医院にしたいと考えています。

今後も香川県多度津町の本院が中心であることには変わりありませんが、別の地域に新たな医療拠点をつくることで、より多くの患者さまの笑顔に出会えるはずです。また、当院のビジョンのひとつ「地方から世界水準の治療の提供」という、地域貢献の役割を果たせることは、私にとって仕事をするうえでの大きな喜びです。

そして、分院を開設するにあたり、歯科医師や歯科衛生士、歯科技工士などのスタッフを新規募集します。私は理事長として、地域の歯科医療レベルを底上げすることにやりがいを感じつつ、自分自身もスキルアップできる環境でいきいきと仕事ができる、魅力ある職場をつくるつもりです。

本院も分院も、職場環境に差はつけません。「当たり前の幸せ」を日本中に伝えるお手伝いをしてくれる方々と共に働くことを、楽しみにしています。

香川トップクラスの働きやすい職場環境を目指して

本書では、私がこれまでに行ってきた、さまざまな改革を取り上げました。中でも成功したと胸を張れるのが、スタッフの職場環境を香川県の企業の中でもトップクラスに引き上げたことです。今年は香川県をリードする情熱企業として、『香川の輝く企業‼2023』という就活専門誌にも掲載されました。

詳しくは第4章に記しましたが、経営者の私ができることは、スタッフを信頼して仕事を任せ、笑顔が輝くステージをつくることです。
やりがいを抱き、充実感を覚えて仕事に向き合うスタッフたちの笑顔は患者さまに安心感や信頼感をもたらし、「できるだけ健康な歯でいたい」という意欲を育んでもらうことにつながります。そうして自分の歯で食事ができる、自信を持って笑顔になれるという「当たり前の幸せ」が、地域に、さらには日本中に広がっていくことになればと、私は期待をしているのです。

スタッフが実際にどのように働き、日々どう感じているかは、本人たちから伝えてもらうほうがよいでしょう。ここからは、木谷歯科医院のさまざまな職種のスタッフの声を紹介します。

スタッフインタビュー「働きやすい木谷歯科医院」

◆准看護師、歯科助手（女性）

私には小さい子供が２人います。木谷歯科医院の求人票の「女性が働きやすい職場」という言葉を見て入社面接をお願いしたところ、「スタッフの８割ぐらいは、小さな子供がいるママだよ」と聞き、働きやすそうだなと感じて入職しました。

実際に働いてみると、学校行事などがある日はちゃんと休みを取れます。また、子供の急な体調不良などで早退するときも、周りの方々は嫌な顔をせずにやさしい言葉をかけてくれます。遅くても18時には帰宅できるのもうれしいです。

ここで働き始めるまで歯科の知識は全くなかったのですが、仕事を通していろいろな知識を学べるのが面白いです。医療業務なので重い責任を背負いますし、難しいこともたくさんありますが、課題ができたときは達成感が得られます。

今は院内にトリートメントコーディネーターが7名いますが、職場で勉強や資格取得を支援してくれるので、将来的には私もトリートメントコーディネーターの資格取得を目指しています。また、美容系にも興味があるので、面白そうなセミナーなどがあれば積極的に参加したいです。

◆歯科衛生士、トリートメントコーディネーター、人事リーダー（女性）

歯科衛生士学校を卒業し、2つの歯科で働いたあと、24歳で木谷歯科医院へ入職しました。決め手は自宅から近かったことと、他院よりも休みが多く、給料が高かったことです。

入職時と今を比べて、自分が一番変わったと思うのは、仕事に対する意識です。当初は「とにかく早く帰りたい、給料も多いほうがいい」など、自分のことしか考えていませんでした。今は患者さま、スタッフ、医院全体を見わたす視野を持てたので、常に「相手が何を求めているのか」を意識するようになりました。

現在の仕事は歯科衛生士として診療の補助、メンテナンスなどのほか、トリートメントコーディネーターとして、患者さまお一人ずつに合わせた治療のプランニングを説明しています。また、医院幹部として人事面にも関わっており、新規スタッフの採用、育成、指導もしています。仕事をしていて一番うれしく感じるのは、自分やスタッフの成長を感じたときです。一方、相手に自分の考えを伝えることは、今も難しいなと感じることがあります。

木谷歯科医院が働きやすい理由は、４つあります。まず、時短勤務です。これは私も含め、全スタッフの半数以上に子供がいるので、各自の都合に合わせた勤務時間になっています。私は正社員ですが、まだ子供が幼いので、９時～16時までの時短社員として勤務しています。本当にありがたい制度です。

２つめは、産休・育休・有休の取得のしやすさです。他の歯科医院は有休を取りにくいところも多いと聞きますが、当院ではスタッフ同士がお互いに調整するので、自由に休みが取れます。学校行事の参加や家族旅行にも行けるなど、皆が家族との時間を楽しんでいます。

３つめは、急な欠勤にも対応してくれるところです。幼児は体調を崩すことも多いため、勤務当日に急遽、欠勤することもあります。これはドクターや他のスタッフにも迷惑をかけてしまうのですが、当院ではこのような欠勤にも対応してくれます。

４つめは、バーベキュー、忘年会などの親睦会に子供を同伴できたり、家族も交えて誕生日をお祝いしてくれることです。親睦会には子供たちも大勢集まり、ビンゴゲームなどで盛り上がります。また、スタッフの誕生日には、朝礼の際に皆で「おめでとう」とお祝いし、プレゼントを渡しています。スタッフ本人だけでなく、子供の誕生日にもお祝いをしてくれるのです。医院はスタッフだけでなく、その家族にも愛をもって接してくれていると感じます。

今後は、さらによい歯科医院にすべく、職場のＤＸ化と数値化をさらに進め、コスト削減と効率化を図りたいです。

◆歯科助手、トリートメントコーディネーター（女性）

結婚を機に丸亀市に転居し、木谷歯科医院の求人に応募しました。これまでの歯科の勤務経験を活かせることと、産休・育休制度があるのが入職の決め手でした。歴史がある医院であることにも、安心感がありました。

現在の仕事は診療補助と、トリートメントコーディネーターとして患者さまへのカウンセリング業務、教育マニュアル作成、矯正治療のコーディネーターを担当しています。入社時は周囲のスタッフについていくのに必死でしたが、ドクターはスタッフを信頼して仕事を任せてくれるので、高い意識と責任感が養われました。医院には次々に新しい技術や機器が導入されるので、実践しながら学べるのが面白く、やりがいを感じています。

これまでに医院の支援を受けて学んだことは、矯正のコーディネーター、受付のＤＸ化、トリートメントコーディネーター資格、人生の目的についてのセミナーなどです。資格取得やセミナー受講で自分が成長することが、医院全体の成長にもつながっていると思います。特に成長を感じるのは、トリートメントコーディネーターを診療プロセスに導入したことです。私を含め資格取得者は現在７名いますが、日々の業務で患者さまに歯科の正しい情報や治療方針を説明する必要があるので、私たちスタッフは常にアップデートが求められ、結果的に医院全体のレベルが向上するのだと感じています。

今後は、医院の待合室が新しくなるので、物販コーナーの充実に力を入れたいです。患者さまにとってわかりやすく、手に取りやすい商品の見せ方、説明の仕方などを考えていきます。

医院のスタッフはとても仲がよく、働きやすい雰囲気です。日頃のコミュニケーションや研修で理解し合い、助け合いながら、医院理念である「チーム医療」をつくりあげていると思います。

プライベートの時間も確保できているので、何かを犠牲にしながら働いているとは思いません。今後の木谷歯科医院には、香川県内に留まらず、全国的に医院理念を広めて、第2、第3の「女性が輝いて働ける職場」を増やしてほしいと思います。

◆歯科助手、トリートメントコーディネーター、在庫管理（女性）

歯科医院の求人を見て2社受けたのですが、木谷歯科医院のほうが給料がよかったので、こちらで働くことに決めました。

現在は歯科助手、在庫管理、トリートメントコーディネーターとして働いています。入職当初は仕事を覚えるだけでも大変で、おまけに人間関係の悩みもあり、毎日辞めたいと思っていました。しかし、先輩からの指導や院内の勉強会、また医院の学習支援制度を通してさまざまなセミナーを受講することで、徐々にスキルアップしました。すると、私に任せてもらえる仕事も増え、やりがいと充実感をもてるようになりました。今は日々、自分の仕事に責任を持ち、創意工夫してよい仕事ができるよう努力しています。

特に自分に大きな変化をもたらしたと思うのは、セミナー受講です。受けた講座は能力開発やマーケティングに関するものなど、多岐にわたります。学ぶことで自分にしかできない仕事や、よりよい関係性を築く働き方を理解し、自分の視野が広がる大きなきっかけになりました。

今後は「木谷歯科医院を末永く繁栄させるために、何が必要で、自分に何ができるか」を強く意識しつつ、仕事に取り組むつもりです。私個人の目標としては、トリートメントコーディネーターとしてより多くの新規患者さまに木谷歯科医院の魅力を伝えることで、口コミ率とリピート率を上げ、他院との差別化を図ることです。そのために大切なのは、当院を選んでくださった患者さまに感謝し、心の声を聴き、ご意見、願望を聞き取ること。それをスタッフで共有し、よりよい木谷歯科医院、選んでいただける歯科医院となるように努めます。

プライベート面では、私の家庭は夫の留守が多く、子育てするうえで身内の支援を受けにくい環境です。娘たちには、両親が共働きで、父や祖父母にもなかなか会わせてやれず、寂しい思いをさせているのですが、医院に私の仕事の成果を評価いただき、報奨としてホテル代を医院に負担してもらえる旅行に行かせてもらいました。家族も大喜びで、とても感謝しています。

職場は、役職にかかわらず意見を言いやすく、相談しやすい環境です。個々の能力を存分に発揮しながら、チームプレイで仕事ができるので、スタッフの人間関係も良好です。今後も長く、いきいきと自分らしく働き続けたいと思っています。

◆歯科衛生士、トリートメントコーディネーター（女性）

前職も歯科医院で正社員として働いていましたが、毎日帰宅時間が遅かったため、子育てと仕事の両立に限界を感じていました。そんな折、木谷歯科医院の求人を見て、勤務時間の調整ができることや福利厚生の手厚さ、セミナー参加や資格取得支援があることに魅力を感じ、転職しました。現在は歯科衛生士とトリートメントコーディネーター業務を担当しています。

歯科医院は女性が多い職場なので、人間関係や風通しのよさが、医院全体の雰囲気に大きく関わってきます。スタッフの仲がとてもよく、働きやすく、人間関係のよさが医院の雰囲気を明るくしていると思います。子供のいるスタッフも多いので、ときには育児についても相談しています。

また、実際に働いてみると、保育手当や産休・育休取得、時短勤務、有休取得がしやすいなど、母親の立場を考えた制度がたくさん用意されていることに、あらためて驚きました。たとえば子供の行事のために有休をとることができますが、このような歯科医院は本当に少ないのではないでしょうか。医院側がさまざまな制度を整えてくれているので、自分自身もスキルアップして、働きながら自己成長しなければと思うようになりました。

学ぶことも奨励されているので、支援を受けて、トリートメントコーディネーター資格に加え、日本歯周病学会認定歯科衛生士、臨床歯科麻酔認定歯科衛生士の資格も取得しました。医院には講習会費、交通費だけでなく、資格更新費の支援もしていただいています。自分のスキルアップが患者さまのためになることはとてもうれしいですし、医院全体のレベルアップにもつながっていることに、学びがいを感じます。自宅でもオンラインセミナーを受講しているので、小学生の子供にも私が勉強する姿を見せられるのは、いい影響があると思っています。

◆人事・総務・経理マネージャー（男性）

前職は地元金融機関の法人営業でした。仕事がきっかけで理事長と知り合い、法人としての成長戦略を伺ううちに、木谷歯科医院に将来性を感じるようになりました。やがて私自身も目標達成の役に立ちたいと思い、2年前に入職しました。メインの担当業務は、人事・総務・経理です。

当院では「女性が輝く職場づくり」に取り組んでいます。私は人事・総務担当者として、歯科で働く女性の存在価値や役割について考えてきました。現在、全国で歯科衛生士の有資格者は約28万人いますが、実際に資格を活かして働いているのは約14万人で、約半数しかいません。この理由としては、労務制度が整っていない医院が多く、勤務時間も遅くなりがちなので、女性が働きにくい環境が多く残っているためではないかと思っています。

理事長は、このような状況を改善し、女性がいきいきと輝く職場をつくりたいという信念を持っています。そこで私も、女性が働きやすい環境を整備し、子育てと仕事を両立できるように努めています。女性がやりがいを持って働く職場を提供することは、歯科業界の慢性的な人手不足解消にもつながりますし、患者さまに質の高い治療をお届けし、地域医療に貢献することにもなると考えています。

また当院は、仕事と家庭生活の両立を応援しています。子育てに理解があるので、運動会や参観日などの学校行事や、子供の体調不良時にも休みをとりやすく、お母さんでも安心して働けると思います。育休・産休制度も整っているので、ライフスタイルに応じて勤務時間を選択しているスタッフが多くいます。

私自身、前職では残業や休日出勤が多く、平日もお客さまとの会食が頻繁にあり、家族との時間をつくることが難しい状況でした。しかし現在は帰宅時間が早くなったため、家族と食事をする機会も増え、たくさんコミュニケーションがとれるようになりました。

プライベートが充実したことで、仕事に対する意欲も湧いてきますし、何より家族のために頑張ろうという思いが強くなっています。子供が病気になった日は私も休暇をとって対応していますが、これは前職ではまったく考えられない環境です。このように、家庭の事情で仕事を休まざるを得ない状況に置かれる経験を通して、女性の立場を多少なりとも理解でき、共に働く女性スタッフへの共感力が高まったと思います。

医院を通じて多くの研修やセミナーに参加し、マーケティングや能力開発、マネジメントなどを学びました。勉強したことを会社に還元してよりよい職場をつくることが自分の役割だと考えていますが、特に人事評価制度の立ち上げに携われたことは、個人的にも大きな経験で、感慨深いものがありました。今後は、税務や労務などの知識を深めると共に、業務の仕組み化、マニュアル化を進め、後任を育てていきたいと考えています。

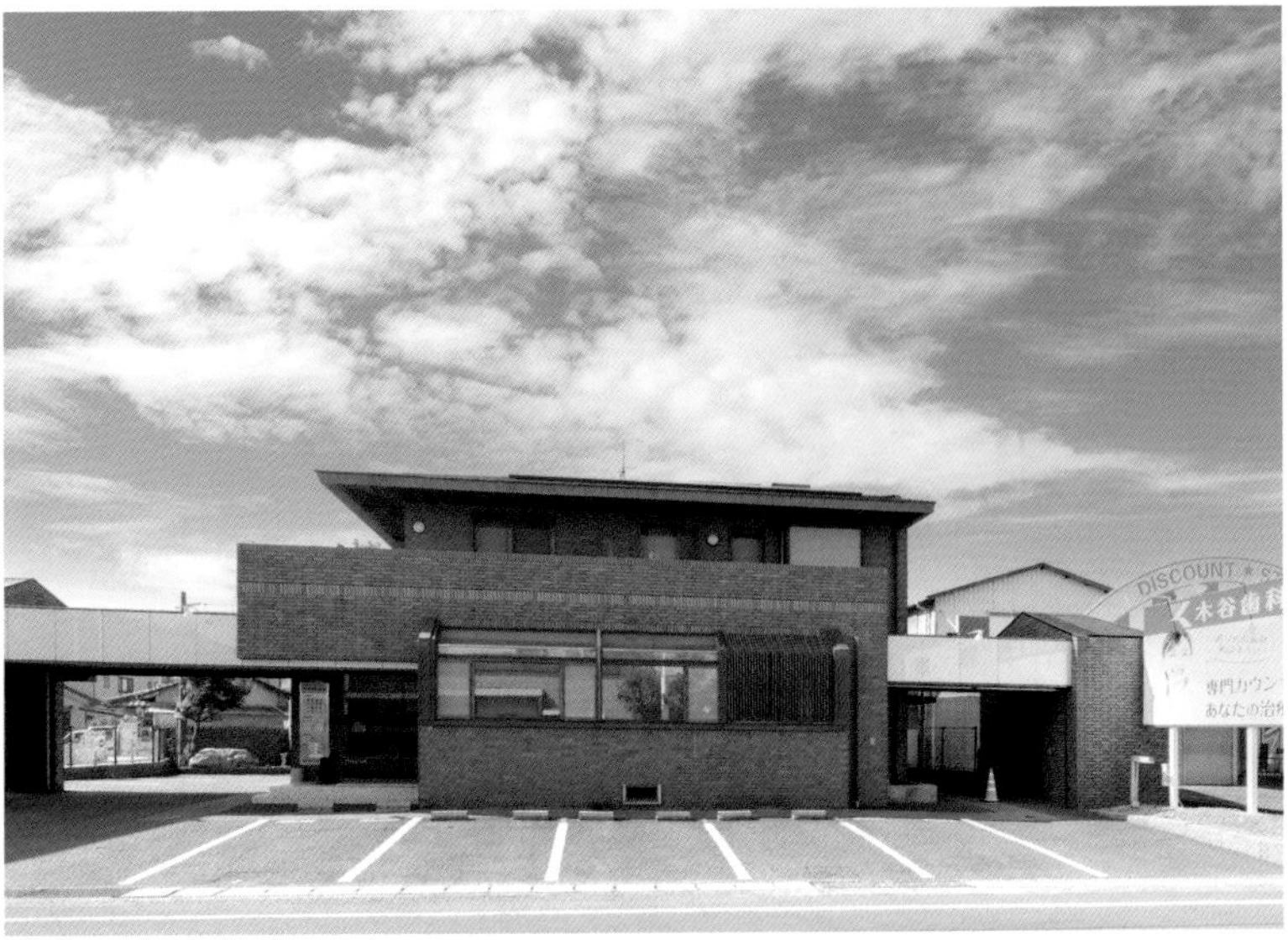

親子三代にわたり香川県・多度津町で「木谷歯科医院」を営む

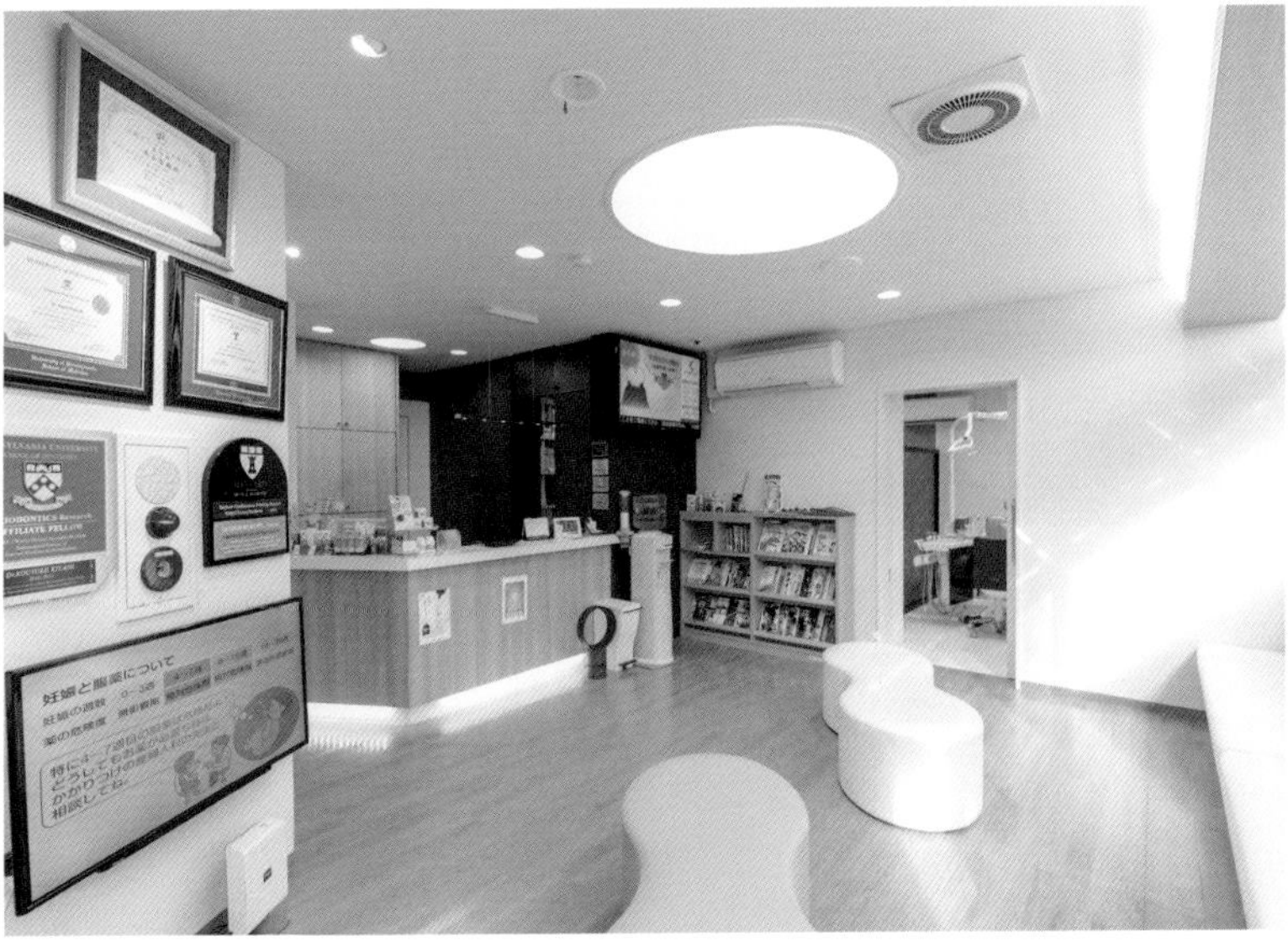

木の柔らかな風合いがリラックスした気分を生む院内

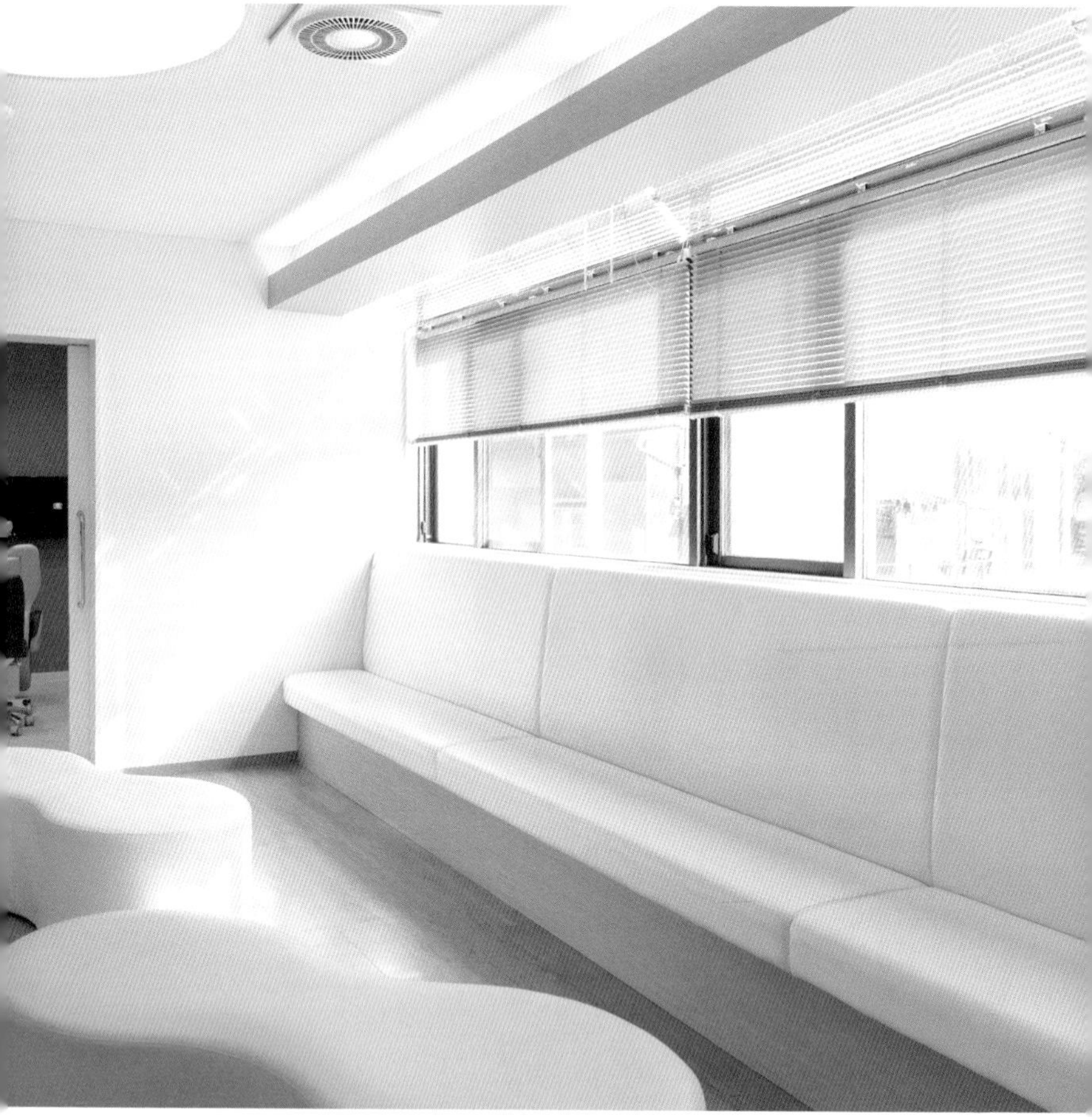

上／採光豊かで快適な待合スペース
左上・左中／単色で統一され落ち着いた雰囲気の治療室
左下／最新の設備を備えるオペ用の一室も完備

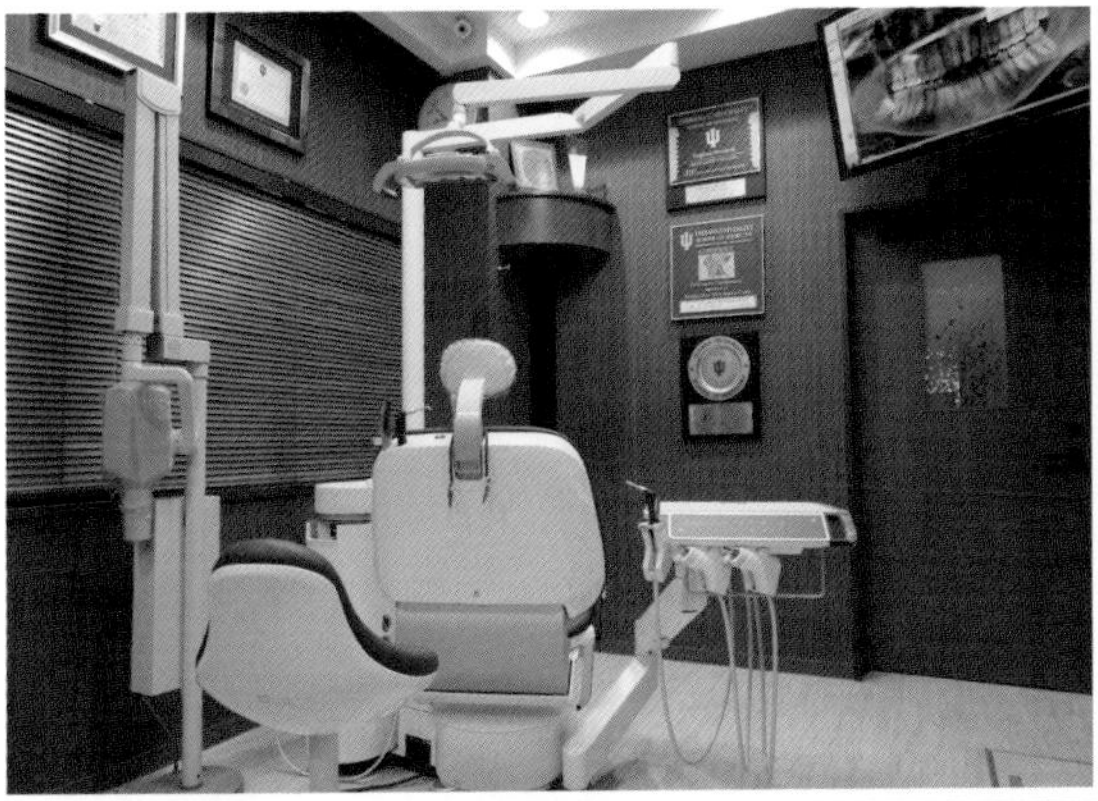
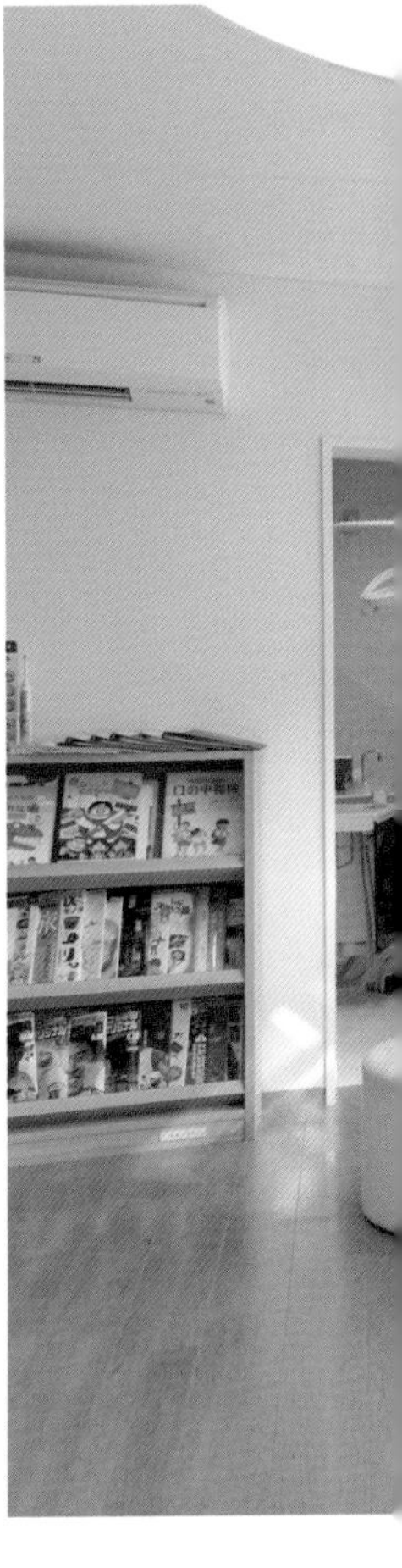
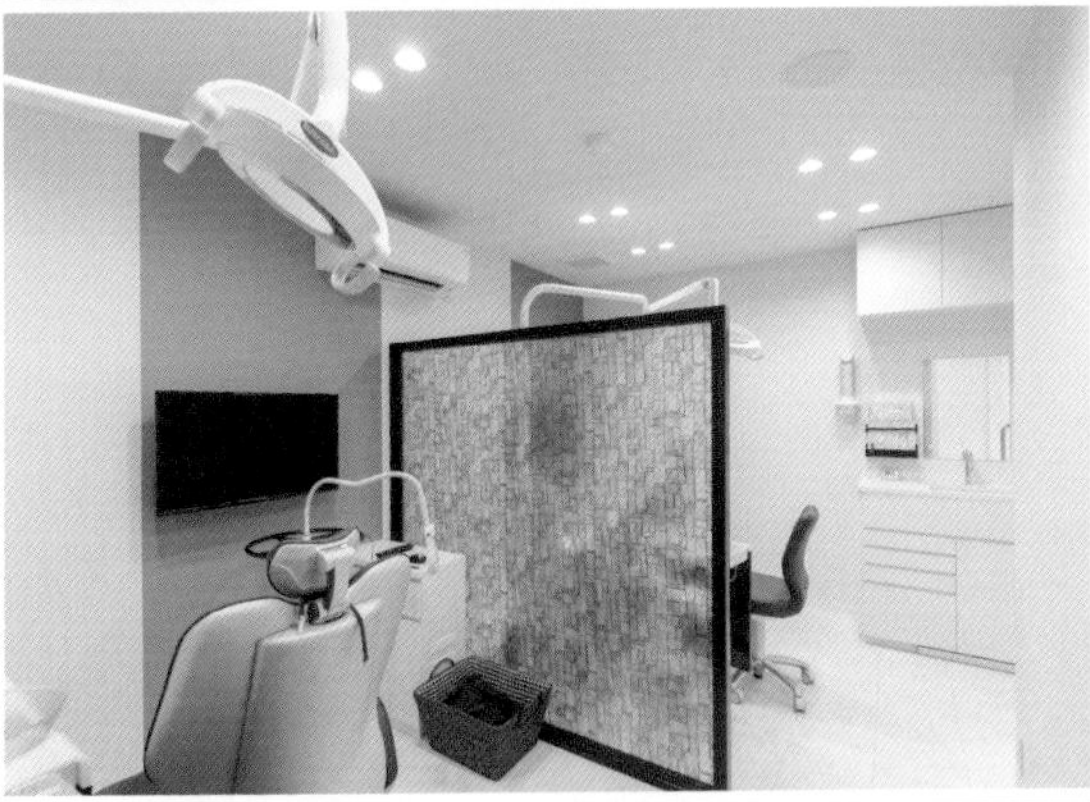
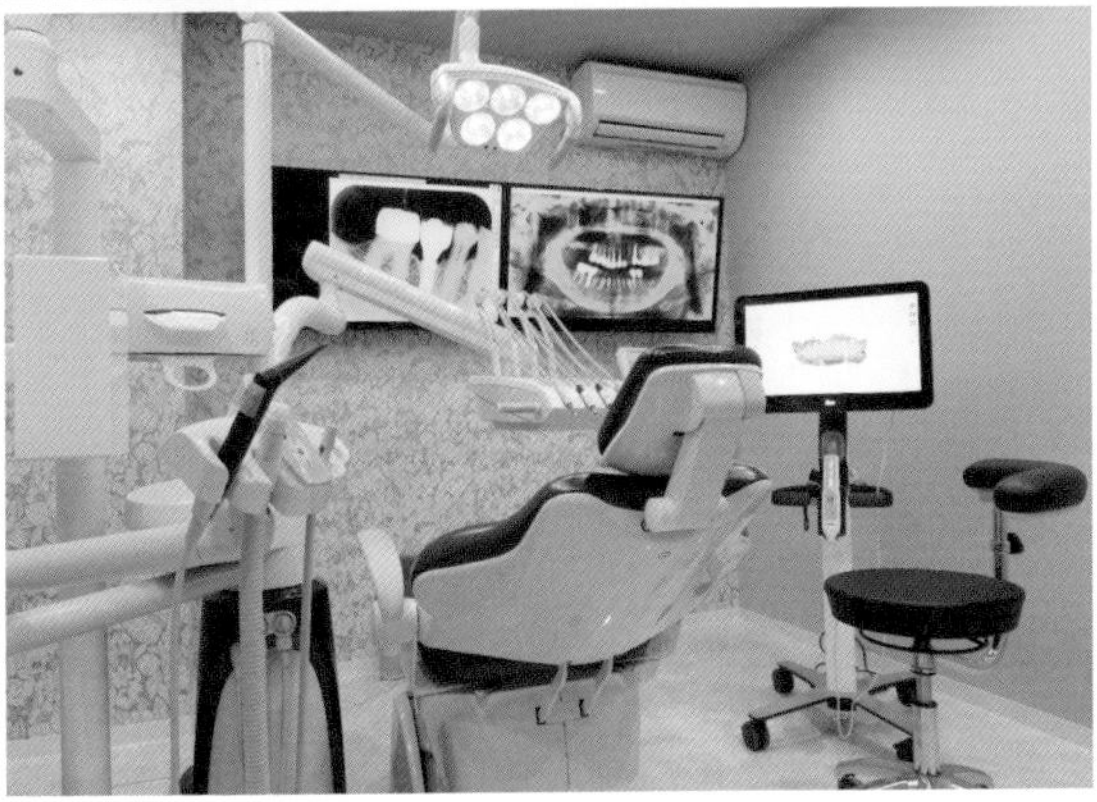

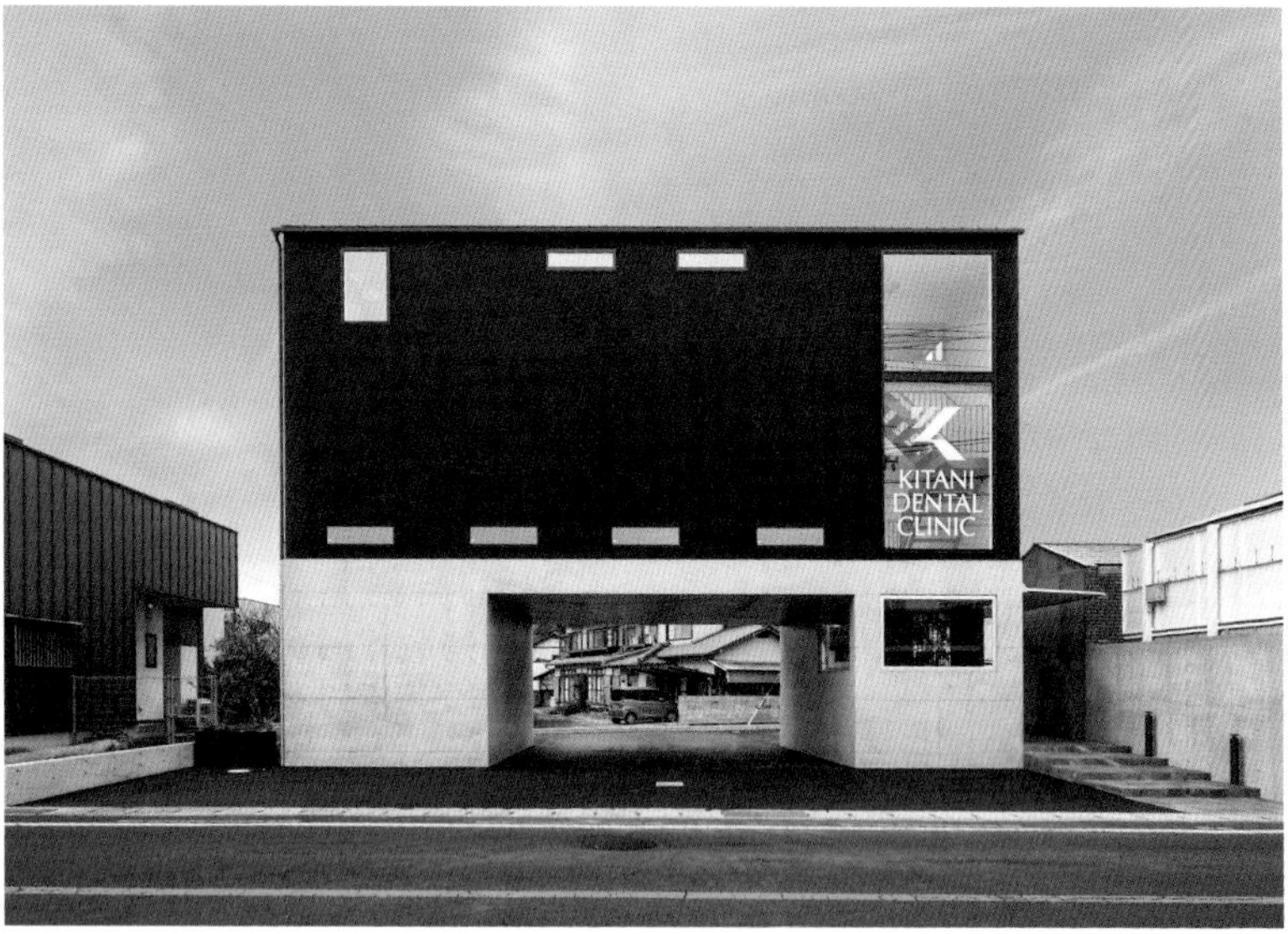

2023年1月、本院の隣に開院した「HANARE（はなれ）」

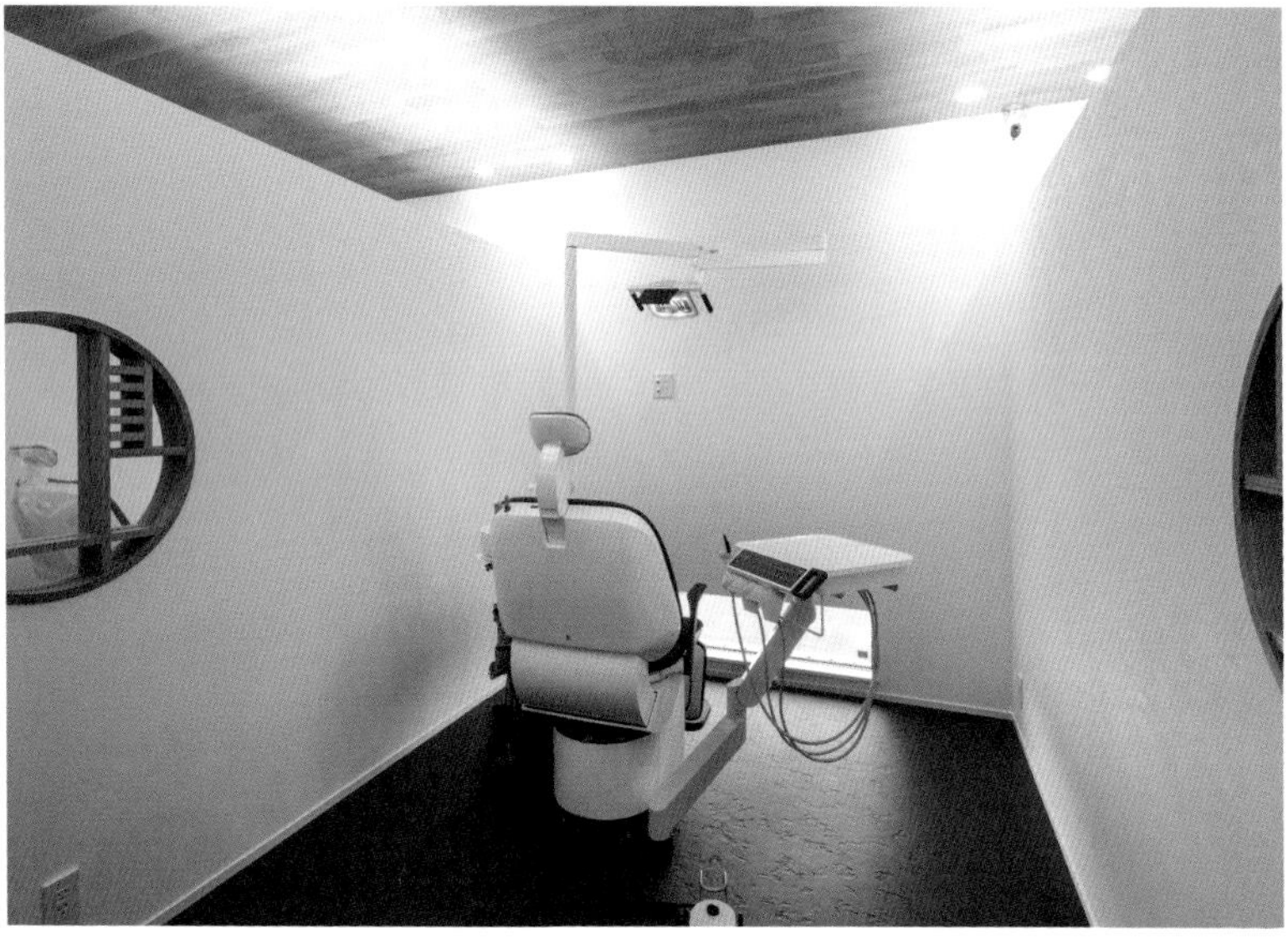
お口のクリーニングの専門棟として、主に歯のメンテナンスを行う

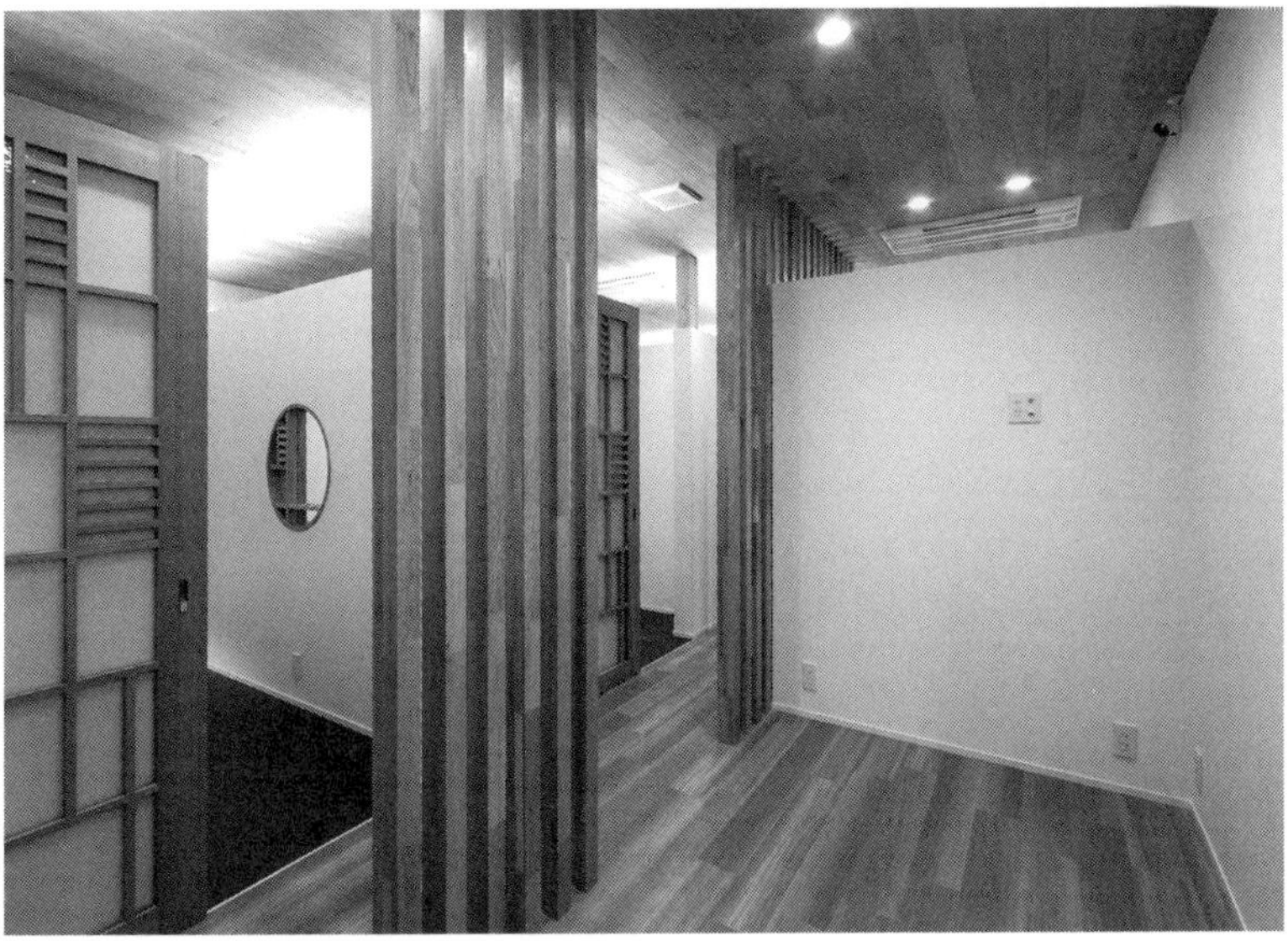

モダンながら木の香りが漂うコンフォートな空間の「HANARE」

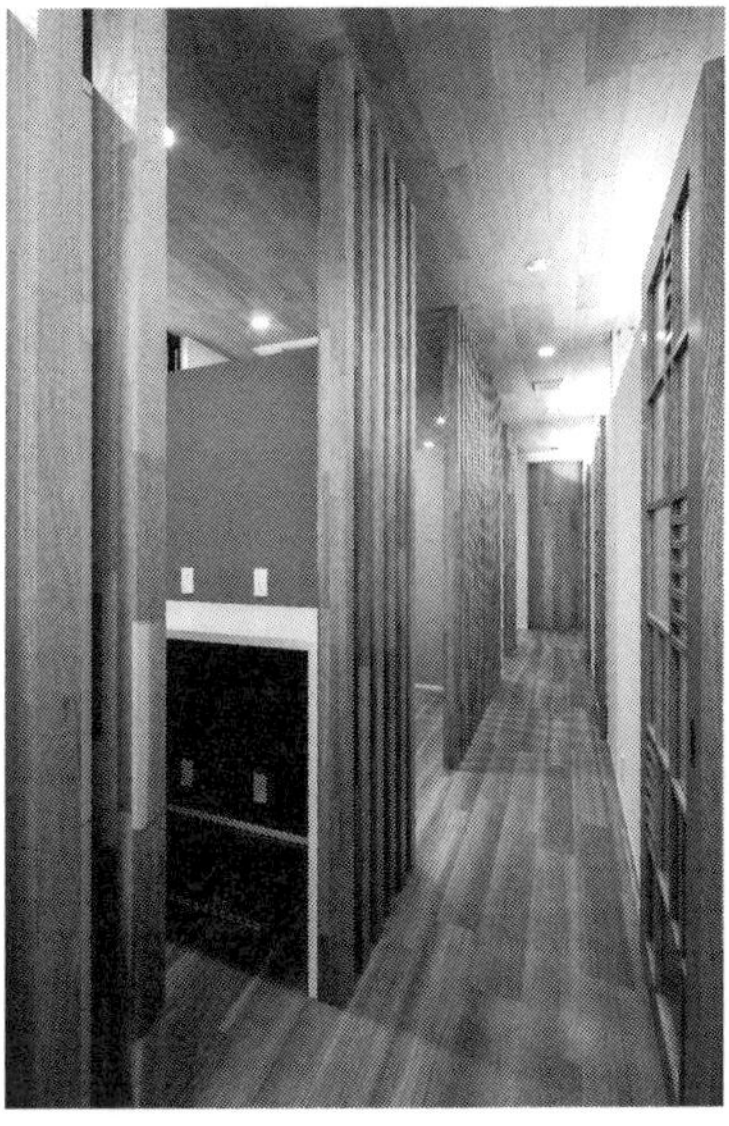

駐車場は40台分を
完備。通院しやすい
環境を整えている

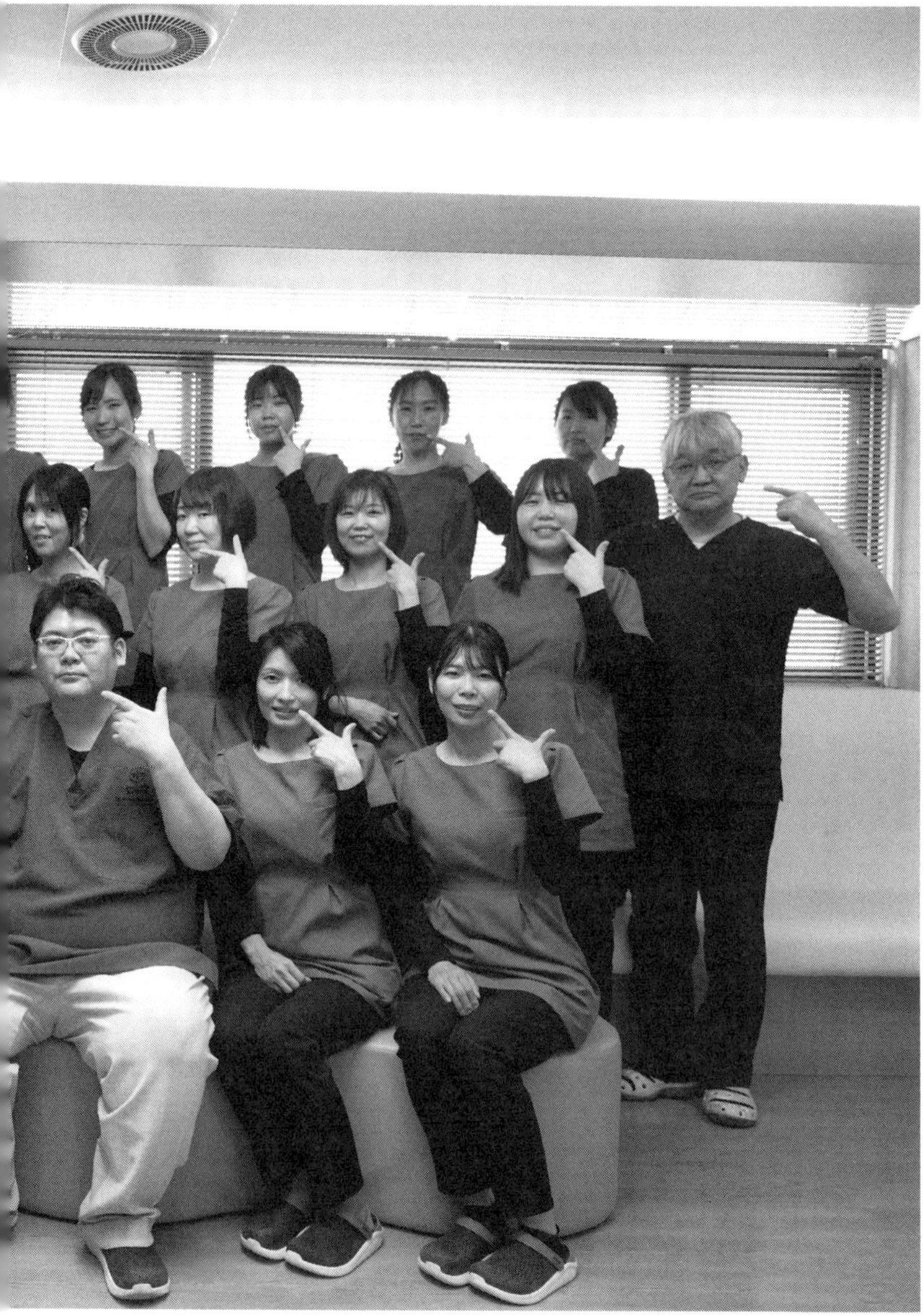

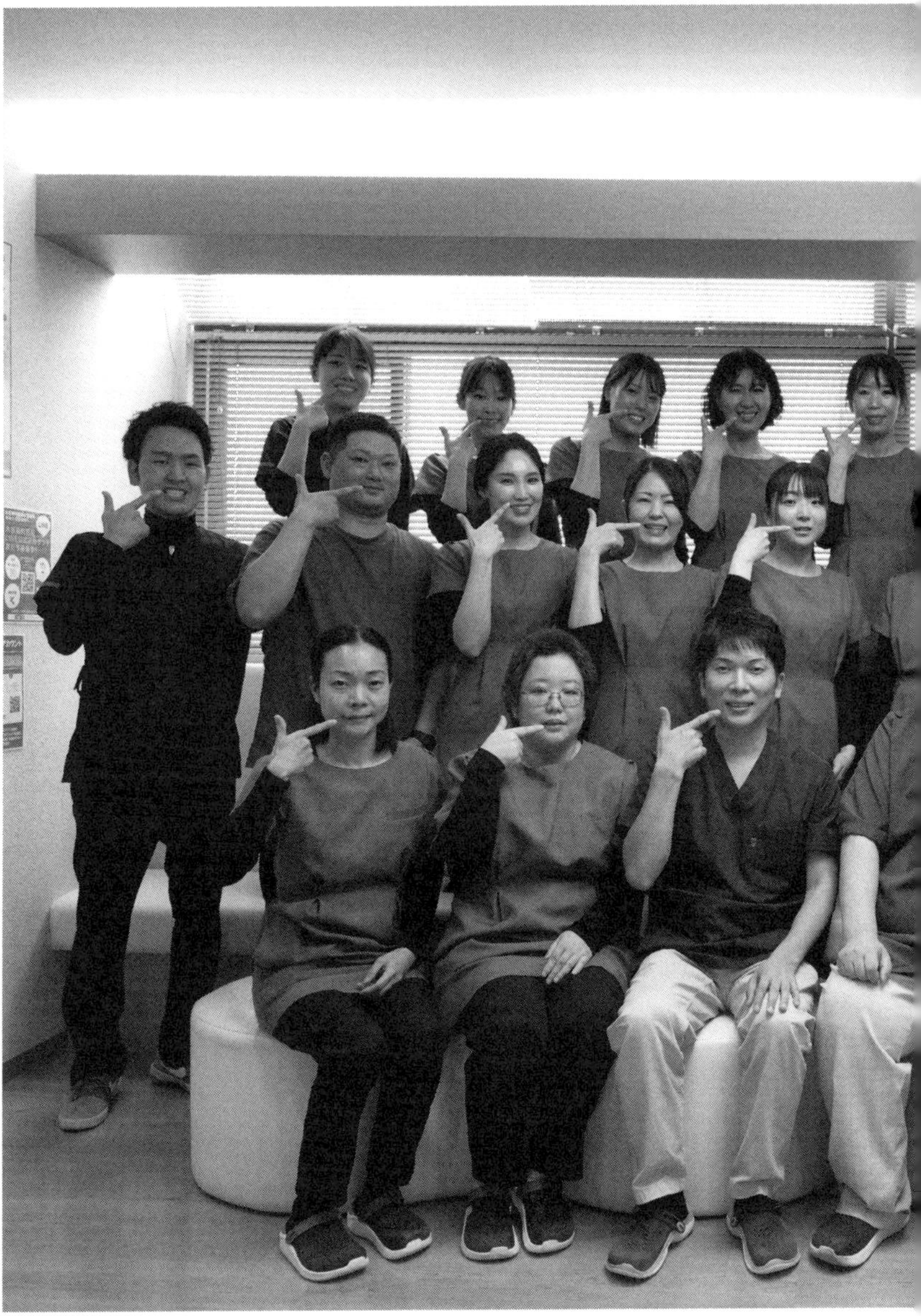

一人でも多くの人にグッドスマイルを届けたいとする木谷歯科医院のスタッフ

夢は全国の「グッドスマイルパートナー」

私が歯科医師になって約20年、これまでに数えきれないほどの患者さまのお口の中を見てきました。そのうちに、私はあることに気がつきました。

40代以上の患者さまは、お口の中の状態が、その方の人生を反映しているのです。

たとえば、歯磨きやフロスを熱心にしすぎるあまり、歯茎が傷ついて腫れたり、出血している患者さまがいます。このように高い意識を持ってお口の中を清潔にされてきた方は、日常のさまざまなことにも注意深くなり、やや神経質な場合があります。

歯ぎしりのせいで歯がすり減ってしまっている方もいます。歯ぎしりは、心理的ストレスや不安、緊張などが原因で起こることもあるので、「もしかして、ストレスが多いお仕事ですか？」と伺うと、当たっていることが多いのです。

その他、喫煙をしている方は着色や口臭などですぐにわかりますし、詰めものの状態や歯の形状、色などを見れば、子供の頃から虫歯がひどかったのかどうかなども、だいたいわかります。

お口の中を見てわかるのは、「これまでの人生」だけではありません。その方の「お口の中の未来」も、だいたいわかります。

複数の歯が抜けてしまってもそのまま放置している患者さまは、やがて食べ物を噛みにくくなり、消化不良や栄養不足になる場合があります。かみ合わせも悪くなるので、顎関節症や頭痛などに悩まされるかもしれません。また、歯に隙間ができると見た目が悪いだけでなく、食べかすが溜まりやすくなるため、虫歯や歯周病にかかるリスクも高くなります。

歯周病がお口全体に蔓延しているのに、ご本人は気づいていないケースも多いです。歯周病が進行すると、歯茎の腫れや出血だけに留まらず、歯の土台となる骨が溶けだしてしまい、歯が抜け落ちてしまうこともあります。

ですから患者さまのお口の中を見ると、その方のことを詳しく知らなくても、「このまま5年、10年経ったら、お口の中は、だいたいこうなるだろう」と予測できるのです。これは、私に特別な予知能力があるわけではなく、継続的な勉強と臨床経験を重ねてきたからわかることです。

お口の中は、その方の食生活や衛生に対する考え方、さまざまなストレスなど、日々の暮らし方や健康状態を如実に映す鏡なのです。

私は患者さまのお口の中を見ながら、さらにこう思います。

「今すぐに治療を始めれば、この方の治療費は100万円で済むかもしれない。『高額すぎてそんな治療はできない』と拒むかもしれないが、もしも治療をせずにこのまま放置したら……5年後、10年後には今よりもっとトラブルが悪化して、治療費は倍以上かかるだろう。しかも、治療期間も長くなってしまうだろう」と。

これは誇張ではなく、ありのままの事実です。

しかし当院は、患者さまのお口の中がどんなにひどい状態だったとしても、責めることはしません。トリートメントコーディネーターのカウンセリングでは、患者さまの抱えるお悩みや、今後の希望をじっくりと伺います。そして「過去は変えられませんが、未来は変えられます。もしも、今後の治療費やご家庭の事情などに何も心配がないとしたら、本当はどんな歯になりたいですか」「今後の人生を、本当はどう過ごしたいと思っていらっしゃいますか」などのお声がけを積み重ねて、患者さま自身が求める歯科治療についての理解を深めていただきます。

これは患者さまがご自身の内面と向き合うことになるので、ときには選択するまでに時間がかかる場合もあります。しかし、「痛みはもうこりごりだ」「これからの人生は白い歯で過ごしたい」「自信をもって笑えるようになりたい」など、心の奥にしまっていた本当の気持ちに気づいた患者さまは、自らよりよい選択ができるようになるのです。

あとは私たちスタッフが治療計画に基づき、患者さまが幸せな未来を手に入れられるよう、尽力していきます。

これまでにずっとお話ししたとおり、木谷歯科医院の《パーパス》は「グッドスマイルパートナー」、つまり私たちは「いい笑顔をつくるパートナー」であることを目指しています。では「誰の」パートナーでありたいかというと、患者さまだけではありません。医院スタッフ、そして地域社会を加えた3者とパートナーシップを築くことを目指しています。

当院は、患者さまの歯をただ治療するだけでなく、お一人おひとりの「当たり前の幸せ」を支えて励まし、素敵な笑顔をサポートします。そして、スタッフが働く環境を整え幸せな笑顔をつくることで、世界のトップレベルに並ぶ歯科医療の提供を目指します。さらに、多拠点に展開して地域密着型の診療を行い、施設などでの啓発活動を通じて、地域の皆さんに健康的な歯を守る生活を提案し、笑顔を広げます。

このように、3者のパートナーとして幸せの創造を描くことは、「商売において売り手と買い手が満足するだけでなく、社会に貢献することが重要である」という、近江商人の「三方よし」の精神にも似ています。今後すべての歯科医院は利益を追求するだけでなく、「社会に対して何ができるか」という考えを強く抱くべきではないでしょうか。

私は3者とよい関係を築くには、まず自分自身が日々の幸せを十分に味わうことが大切だと考えています。医院のトップである私自身が幸せでいることが、家族やスタッフ、患者さまなど、周りの人々にもよい影響を与えるからです。

そして私が誰かを幸せにできれば、その人がさらに周りの人々を幸せにするでしょう。このように、一人ひとりが幸せを積み上げていけば、やがて幸せの連鎖が広がり、日本全体が幸せになるはずです。

幸せづくりの一環として私が最近始めたのが、「木谷ブランド化計画」です。これは、木谷歯科医院という名前を歯科業界で信頼のおけるブランドに育てるプランで、2つの具体的なプロジェクトをすすめています。

ひとつは2022年から始めた、他院へ訪問派遣型で行う研修セミナーです。

木谷歯科医院ではトリートメントコーディネーターを診療プロセスに導入した2020年以降、患者さまの診療に対する満足度が向上し、私の理想とする質の高い自由診療を選ぶ方が格段に増えました。患者さまの「当たり前の幸せ」を実現するためにも、少子化・人口減の時代に歯科医院が生き残るためにも、歯科医師と患者さまの架け橋となるトリートメントコーディネーターは不可欠だと考えています。

ところが、他の開業歯科医院には「今後トリートメントコーディネーターを導入したいが、これまでの診療とうまくかみ合うのか」「すでに導入しているが、うまく機能していない」というところも多いのです。そこで、当院の現役トリートメントコーディネーターを講師として他院へ派遣し、スタッフや院長の要望、現状の課題などを聞き、私たちがこれまでに得た知見や経験を活かした「木谷メソッド」をアドバイスする研修セミナーを行っています。

他の養成スクールでは、患者さまに自由診療契約を承諾させるテクニックを中心に教えるところもあるようですが、私たちの研修セミナーでは契約をとることを目的にはしません。患者さまの内面にアプローチして、「本当はどのような歯にしたいか」という本心からのニーズを引き出すためのカウンセリング法、コミュニケーション術、傾聴術、心理学などを徹底的に教えます。

「木谷メソッド」を教わったトリートメントコーディネーターが歯科業界で活躍すれば、他院の先生方も「『木谷メソッド』を学んだなら安心して採用できる」となり、日本の津々浦々までトリートメントコーディネーターの存在意義が浸透するでしょう。そうすれば、患者さまは今よりもっと満足のいく治療を受けられるようになり、歯科医院への信頼度も上がるはずです。

患者さまや地域から愛される歯科医院になれば、売上も自ずと増えていきます。その利潤をスタッフの環境改善や地域貢献に還元すれば、地域社会で働き住む人々の笑顔が輝き、将来はより豊かな幸せが訪れると思います。

また、現在進めているもうひとつのプロジェクトは「一流の歯科医院と優秀な歯科医師のジョブマッチングプラットフォームのサブスク化」です。

どの歯科医院も「優秀な歯科医師を採用したい」と考えています。そこで私は、『デンタル採用』という、会員向けプラットフォームをつくりました。ここにサブスク登録している約150の医療法人や歯科医院はすべて、院内の組織化や教育システムを整えており、1・5億〜5億円の年間医業収入を得ています。

いわば日本の歯科業界のトップ・オブ・トップだけを集めた、選りすぐりの歯科コミュニティシステムです。

設備や経営体制がしっかり整っている医院で働きたい人や、専門分野を学びたい人、特化した医療を身につけて成長したいと考える歯科医師たちにとっては、理想の医院探しをサポートする存在となるはずです。

現在『デンタル採用』に加盟している医院の地域は東北から九州までですが、今後さらに拡大する予定です。そして、大手の歯科求人サイトに広告を出し、集まった歯科医師に向けて定期的にオンラインの合同説明会を行います。

このネットワーク活用により、遠隔地の医院と歯科医師が地理的な制約を超えてマッチングすることができるのです。これは香川県に位置する木谷歯科医院だからこそ、互いの詳細なニーズを理解して成しえるプロジェクトだと考えています。

このプランは、地域の歯科医療のレベルを底上げするだけでなく、歯科医師のキャリアアップも全面的に支援します。より多面的、多角的に「グッドスマイル」を届けるひとつの方法なのです。

私は、木谷歯科医院が中心になって行うこれらの取り組みが、ゆくゆくは日本全体の歯科医療の発展につながると確信しています。

小さな一歩から大きな変化を生み出す。

「人生100年時代」の笑顔を支える歯科医院としてしなやかにシフトすべく、私たちがバタフライエフェクトの最初の羽ばたきを起こすのは、間もなくです。

プロフィール

木谷憲輔　きたに・けんすけ

医療法人社団秋桜会 木谷歯科医院　理事長・歯学博士

1980年、香川県生まれ。2005年に福岡歯科大学卒業後、京都府・森歯科クリニック勤務を経て、2008年に祖父の代から続く実家の木谷歯科医院に戻り、2010年から理事長就任。2013年に大阪歯科大学で博士号（口腔衛生学）取得、2014年に日本口腔インプラント学会専門医を香川県において最年少（2014～現在至）で取得。日本人が「自分の歯で食事を味わう」「自信を持って楽しく笑える」という《当たり前の幸せ》を実現するため、自由診療を積極的に取り入れ、常に最先端・世界水準レベルの治療提供に励む。また人材採用面で苦労した経験から「女性が輝いて働ける職場づくり」に注力し、大企業並みの手厚い福利厚生制度を整え、さらに人事評価制度を導入して自発的に働くスタッフ育成が成功していることで現在、歯科業界で注目されている。スタッフは10年弱で5名から34名に増え、売上は2022年度で4億円超に。好きな言葉は「事実は一つ、解釈は無数」。

プロデュース　水野俊哉
装丁・本文デザイン　鈴木大輔・仲條世菜（ソウルデザイン）
ＤＴＰ制作　山部玲美
執筆協力　前島環夏

本書をお読みいただいたあなたへ

素敵な無料プレゼントのお知らせ

本書の内容の解説動画
著書の木谷憲輔が動画で解説します!

「本書の内容をもっと理解してほしい!」

本書の内容をより深く知ることができ、
日頃から実践していただくために丁寧に解説します!

ダウンロード用のQRコードはこちら

https://asp.jcity.co.jp/FORM/?userid=sunriset&formid=204

QRコードが反応しない場合は、上記に直接アクセスをお願いします。

越境スピリット

2023年5月25日〔初版第1刷発行〕

著者　木谷憲輔
発行元　サンライズパブリッシング株式会社
〒150-0043
東京都渋谷区道玄坂1-12-1
渋谷マークシティW　22階

発売元　株式会社飯塚書店
〒112-0002
東京都文京区小石川5-16-4

印刷所　中央精版印刷株式会社

ISBN　978-4-7522-9007-0　C0034